IOGA E SAÚDE

SELVARAJAN YESUDIAN
E
ELISABETH HAICH

IOGA E SAÚDE

Tradução de
OCTAVIO MENDES CAJADO

EDITORA CULTRIX
São Paulo

Título da edição original alemã:

SPORT UND YOGA

O primeiro número à esquerda indica a edição, ou reedição, desta obra. A primeira dezena à direita indica o ano em que esta edição, ou reedição, foi publicada.

Edição	Ano
13-14-15-16-17-18	03-04-05-06-07-08

Impresso em nossas oficinas gráficas.

ÍNDICE

ÍNDICE

PREFÁCIO DO AUTOR

Movido por um impulso interior a que não podia desobedecer, deixei a Índia e vim para a Europa. Agi como um instrumento nas mãos do destino e, qual vaso em que se deita um líquido, aceitei quanto me deu. Só encontrei descanso ao receber a resposta à minha maior, à minha única pergunta: o Homem. Pois agora sei:

Homem, és tu mesmo o teu segredo!
Quem pode abrir as tuas portas senão tu?
E, senão tu, ninguém há de penetrá-las!

O homem é uma misteriosa maravilha, que se move entre dois fatores mortais, o tempo e o espaço. O fato de ter os dias contados obriga-o a despertar dos seus sonhos e reconhecer o poderio do seu ser e o ilimitado do seu EU. Sente no fundo do coração o aurorecer da exaltada felicidade em sua glória dourada e magnificência imortal, e desperta para compreender que na bem-aventurança reside a sua verdadeira natureza.

Segundo essa voz interior, decidi registrar tudo o que vira e aprendera, na esperança de que as minhas experiências pudessem servir de valioso guia para outros empenhados na mesma busca.

Não tenho desejo algum de propagar o Orientalismo nem tampouco nenhum culto. Entretanto, a felicidade verdadeira e permanente só se alcança com um corpo sadio. Eis por que estou mencionando algumas normas e preceitos há muito estabelecidos que podem ser úteis à obtenção do sucesso. Foram compilados de modo que correspondessem às exigências dos ocidentais dispostos a sacrificar uma atividade cega e sem propósito a ponto de dedicar uns poucos minutos diários ao próprio desenvolvimento. A luta pela saúde é dura, e o vencedor terá de conquistar assim o corpo como a alma. Segredos há que esperam o momento de se desvelarem quando, à semelhança de um botão que se abre numa flor, se resolva o mistério do homem e se ponha de manifesto a majestade do verdadeiro ser humano. Mas isto exige tempo e trabalho paciente. Como um jardineiro, o homem só pode abrir caminho para uma compreensão bem sucedida se o corpo e a alma forem levados a obedecer, em uníssono, às ordens do EU imortal que traz dentro em si. À maneira que se desenvolve o cérebro, como o abrir das delicadas pétalas de uma flor, e à proporção que o corpo se aproxima da perfeição física, expressa-se o EU como saúde, percepção e conhecimento perfeitos. Seja você totalmente consciente e alcançará essa meta.

O nosso mundo de hoje precisa mais de saúde que de qualquer outra coisa que o dinheiro possa oferecer. Atalhar as causas da doença e do sofrimento é tarefa tão sagrada quanto a de levar a cura aos milhões que tão desesperadamente a anseiam. Comece, portanto, recusando-se a tolerar quaisquer influências negativas — sejam elas mentais, sejam físicas; pois a moléstia é uma falta de força vital positiva, um vácuo na constituição que termina com o colapso do sistema. A antiga ciência da Ioga é tão perfeita quanto exata ao assinalar as normas sensatas e sábias que há de seguir quem quiser obter a perfeição mental e física.

O meu trabalho foi mais do que abundantemente secundado e aperfeiçoado pela ajuda de Elisabeth Haich, que não somente é minha colega em nossa Escola de Ioga, mas também me ajudou a interpretar com precisão as necessidades do Ocidente. Escrevemos juntos este livro, baseados nas experiências de longos e duros anos de trabalho e numa riquíssima colheita de resultados animadores. Redigiram-se estas páginas para os que não têm possibilidades de freqüentar uma escola de Ioga ou um ashram *e não tiveram a ventura de encontrar um guia individual. Desejamos sinceramente que este livro permita aos que buscam com diligência a execução dos exercícios e a caminhada pela via consciente de Hatha Ioga.*

Para ver, abre os teus olhos
e vê, além do véu da cegueira,
que a carne mortal recobre...
O HOMEM, o DIVINO.

SELVARAJAN YESUDIAN

PRIMEIRA PARTE

A HISTÓRIA VERDADEIRA DE UM MENINO DOENTE

NA CIDADE de Madras, na ensolarada Índia, vivia um menino franzino e doentio. Ao completar os quinze anos, já tivera quase todas as enfermidades conhecidas — escarlatina, disenteria, tifo, cólera, e as outras moléstias contagiosas tão comuns nos trópicos. Era quase um milagre que ainda estivesse vivo. Vivia, sem dúvida, mas em que deplorável estado! Pele e ossos, o rostinho macilento, os olhos encovados, o peito estreito e achatado. E, no entanto, nunca sofera privação alguma. Pelo contrário, o pai era um médico famoso e rico, a quem os enfermos acudiam em grande número e a mãe, a mais meiga e suave de todas as mães deste mundo. Não obstante, a casa de Madras, com o grande pátio umbroso, não conhecia a felicidade, pois os seus habitantes eram presa constante de preocupações e aflições, visto que o filho, tão bem guardado e tão mimado, mais parecia uma sombra do que uma criança.

Embora empregasse todos os recursos conhecidos da Medicina, o pai apenas conseguiu evitar-lhe a morte.

Um belo dia, o menino foi mandado para a escola. Já não o obrigavam a permanecer deitado, horas e horas, como antigamente. A partir desse momento, pôde viver como os outros garotos da sua idade. Naturalmente, foi dispensado da Ginástica e, em casa, como outrora, ainda era resguardado da mais mínima corrente de ar. Aos catorze anos apanhou pneumonia mas, ainda uma vez, como que por milagre, logrou curar-se.

Renovaram-se os cuidados e receios infinitos. Seis meses depois já estava bom outra vez, posto se resfriasse com impressionante facilidade. As palavras dificilmente poderão dar idéia do quanto invejava o pobre menino os felizes companheiros com a sua saúde a toda prova. Durante as aulas de Ginástica no ginásio inglês, refugiava-se num canto do pátio, de onde, com o coração pesado e os olhos ansiosos, observava os ágeis movimentos dos colegas. Terminadas as aulas, permanecia no pátio e, tanto que se sentia longe da vista dos outros, entrava a correr e a saltar, movimentando os braços como vira fazerem os demais. Aos quinze anos, sentiu-se melhor. Os resfriados já não eram tão freqüentes; mas os exercícios de ginástica, praticados irregular e sub-repticiamente, davam-lhe dores de cabeça e palpitações cardíacas.

A despeito da fragilidade do corpo, o espírito de iniciativa continuava indômito. Fugia, não raro, pelos campos e florestas, à procura de acampamentos iogues, chamados *ashrams,* nas colinas distantes. Baldando-se, todavia, os seus esforços, era obrigado a contentar-se em observar os faquires itinerantes, que faziam demonstrações à beira da estrada. E ao passo que não dava muito apreço aos tais faquires, sentia grande admiração pelos verdadeiros iogues. Graças a um instinto inato, a ciência mística da antiga Índia atraía-o. Leu todos os livros que pôde encontrar sobre o assunto na biblioteca paterna. Conhecia e admirava a teoria das ciências espirituais: os ensinamentos da Raja Ioga, da Jnana Ioga e da Karma Ioga, que desvelam gozosas alturas espirituais e conferem contentamento, fé e força de ânimo aos seus discípulos. Encontrou também numerosos livros sobre Hatha Ioga, que continham as regras secretas, singelas posto que velhíssimas, para lograr o bem-estar físico, o vigor e a saúde. Pode facilmente imaginar-se o entusiasmo de uma criança de tão frágil constituição. Desde as primeiras horas do dia até à noite, num ritmo que durou muitos e muitos dias, devorou, de enfiada, todo o conteúdo dos livros recém-descobertos. Gritou de alegria ao topar os *ásanas,* as posturas iogues, e os exercícios respiratórios que dão força e saúde. Imediatamente, sentou-se na cama e cruzou as pernas à maneira descrita no primeiro exercício. A seguir, uma após outra, tentou imitar todas as posturas importantes, com tamanho afinco que quase deslocou as pernas. Entrementes, tendo lido que a respiração profunda é importantíssima para a vida humana, experimentou os exercícios respiratórios do pranaiama. Enchendo os frágeis pulmões, reteve o fôlego a ponto de arrebentar. A seguir, equilibrado sobre a cabeça, abriu a contorcer braços e pernas até que, para completar a cena, caiu da cama, dando estrondosa cabeçada no chão e acordando a casa toda. Após longas horas de tão estrênuo esforço, os pulmões, ofegantes, ameaçavam estourar. O dia seguinte foi encontrá-lo debilitado e infeliz, com todas as juntas doloridas. Depois de uma semana de esforços, lançou os livros de si e derramou lágrimas amaríssimas. A idéia de que lhe era negada até aquela derradeira oportunidade de lograr o vigor físico desconsolou-o. Renunciou à esperança, certo de que nunca mais seria sadio, nunca poderia brincar e lutar com os companheiros... jamais conheceria a felicidade que proporciona uma juventude forte e sem preocupações.

A partir de então, mostrou-se taciturno. Desprezava o corpo e interessava-se apenas pelas coisas do espírito. Mas o simples estudar as lições e ler muitos livros não bastava a satisfazê-lo. Cada vez mais lhe atraíam a atenção problemas demasiado sérios e profundos para a sua idade.

Numa noite abafadiça de outono, tornou a fugir. E num mangueiral que se erguia a poucos quilômetros da cidade, encontrou — afinal! — o longamente buscado professor de Hatha Ioga!

Estava cercado o Iogue por um grupo de jovens que lhe ouviam os ensinamentos. Durante a lição, manteve-se escondido, observando o grupo à distância. Percebeu que os moços tinham belos corpos com esplêndidos músculos e executavam estranhos exercícios. Observou também que ressumavam saúde. Quando o grupo se dispersou, aproximou-se do mestre e pediu-lhe, humilde, que o aceitasse por discípulo.

Dois meses depois o médico de Madras teria dificuldade em reconhecer o próprio filho. Caminhava, agora, direito como uma seta. Abaulara-se-lhe o peito. Os ombros alargavam-se dia a dia. Ao cabo de um ano, dilatara-se-lhe o peito dez centímetros. Os braços e as pernas haviam quase duplicado de tamanho. A partir de então, nunca mais ficou doente. Na escola, sem nunca haver participado das lições de Ginástica Inglesa, tornara-se o mais destro da noite para o dia!

Ao completar vinte anos, após a morte do pai, viajou para uma cidade distante a fim de visitar o mestre, a quem, depois de Deus e dos pais, devia a saúde, o vigor e a própria vida. Referiu-lhe que sentira um chamamento interior para empreender uma longa viagem à Europa. Depois de tocante despedida, disse-lhe o mestre:

— Vai, meu filho, e conhece o Ocidente. Compara a gente de lá com a gente de cá — confronta a maneira de viver de uma com a maneira de viver de outra — e descobre onde se cruzam as duas maneiras. Aprende dos ocidentais as coisas em que estão mais adiantados do que nós, e transmite-lhes aquelas em que o Oriente já alcançou a meta desejada. Vai e contribui quanto possas para que os dois caminhos se encontrem. Mas no Ocidente compreenderás que a ciência de Hatha Ioga não é apenas o caminho da saúde, senão também o único método de cultura física do mundo baseado numa íntima união do corpo com a alma. Embora se trate de ciência destinada a desenvolver o *corpo,* estriba-se, não obstante, em forças *mentais* e *espirituais*.

O menino fitou no mestre os olhos cintilantes, juntou as mãos e inclinou-se.

— Eu já o sabia, mestre, há muito tempo, desde que andava procurando desenvolver o meu corpo. Quando dirigi a atenção para as suas diferentes partes... músculos e centros nervosos, notei que forças espirituais até então desconhecidas se desenvolviam dentro de mim. E quanto mais senhor eu me tornava do meu corpo, mais aumentava a minha força de vontade. Vós me trouxestes de volta à vida; tomastes de um rapazinho doentio e macilento e dele fizestes um atleta. Arrancastes-me da ruína física e me devolvestes a mim mesmo! Eu vos prometo...

— Nada prometas, meu filho!... O Ocidente encontra-se numa tremenda agitação e não parece ter tempo para ocupar-se do Oriente. Mas vai e cumpre o teu dever. Raro colhe o semeador. Mas se conseguires ensinar a Ioga do corpo a uns poucos amigos teus, já terás cumprido o teu dever para com teus irmãos do Ocidente. Em todo caso, os ensinamentos só atrairão aqueles cuja mente esteja despejada da cegueira do materialismo e cujo mundo espiritual se haja aberto para uma forma de vida mais bela e mais alta... Lembra-te, porém, que este é o mais sagrado dos teus deveres. Quando receberes uma mensagem minha, através dos mares, conhecerás que é chegado o tempo de voltares para casa... que a tua terra natal te está chamando... Vai, meu filho, o Céu esteja contigo...

Foi assim que vim para a Europa.

II

QUE É A HATHA IOGA?

O MAIOR milagre sobre a Terra é o homem. — O seu corpo, que consiste em ossos, carne e sangue, esconde segredos que ele, durante milênios, procurou deslindar, na busca de uma solução para o grande enigma, o profundo mistério da enorme esfinge. Muitos tentaram solver o mistério do homem, poucos vingaram fazer falar a esfinge. E pouquíssimos, dentre os que cavaram mais fundo, infatigavelmente, no próprio EU, conseguiram, afinal, compreender o maior segrêdo que existe: eles mesmos.

Na Índia se tem estudado os segredos da alma humana desde tempos imemoriais, e muitos consagraram toda a existência a esse objetivo a fim de descobrir: *que é o homem? — e qual o seu destino aqui na Terra?*

Divorciados da agitação do mundo, concentraram todos os pensamentos e desejos numa única pergunta: quem sou eu? — O seu labor infatigável, a férrea persistência e a ânsia com que se atiraram à procura da verdade, todos deram frutos, e eis que se lhes iluminou o espírito e diante deles se desvelou todo o segredo do SER. Compreenderam a VIDA. Foi-lhes possível enxergar as causas mais profundas e mais ocultas. E, aberto à sua frente, viram o caminho que se afasta do sofrimento e se eleva para a liberdade, a felicidade, a eterna beatitude... Conheceram que esse estado está ao alcance de todo ser humano, e os que assim se viram esclarecidos, apiedados da Humanidade sofredora, principiaram a ensinar às gentes o caminho da redenção e da liberação.

Vários caminhos conduzem ao topo. Muitos preferirão a via fácil e confortável, que serpenteia morro acima, porque a sua constituição física não se presta para escalar precipícios. Outros tomarão por um atalho, subindo encostas mais íngremes. E, finalmente, há os que elegem o caminho mais curto, escalando as muralhas de rocha para atingir mais depressa a meta.

Semelhantemente, pode o homem acercar-se da grande meta interior percorrendo sendos caminhos, de acordo com as suas habilidades espirituais e físicas. Os grandes mestres criaram vários sistemas, a fim de colocar o fim colimado ao alcance de todos. Tais sistemas encurtam o caminho, e os que os aplicam alcançam o alvo mais rápida e facilmente.

O nome coletivo desses sistemas é Ioga.

Os grandes professores e mestres que chegaram às suas metas percorrendo o caminho da Ioga chamam-se Iogues.

Os vários sistemas de Ioga diferem apenas no ponto de partida. A sua essência e finalidade são sempre as mesmas: o perfeito conhecimento de si próprio. Esse objetivo, porém, só pode ser conciliado mediante uma autodisciplina incondicional. Daí que os vários sistemas de Ioga nos ensinem primeiro que tudo o autodomínio. Mas há sistemas de Ioga que começam disciplinando a mente; outros, principiam pelo controle dos sentimentos, e há ainda os que tomam o corpo como ponto de partida; tudo segundo as tendências e habilidades naturais do aluno. Conforme os diferentes caminhos seguidos, as diversas Iogas têm diversos nomes. Recomenda-se, contudo, começar pela Ioga que ensina o controle do corpo. É o caminho da saúde perfeita, que se denomina HATHA IOGA.

O nome Hatha Ioga relaciona-se à verdade sobre a qual se funda o sistema. Avivam-nos o corpo correntes positivas e negativas, e quando essas correntes se acham em completo equilíbrio, gozamos de perfeita saúde. Na antiga linguagem do Oriente, designa-se a corrente positiva pela letra "HA", cujo significado equivale a "SOL". A corrente negativa chama-se "THA", que significa "LUA". A palavra IOGA tem duplo sentido. De um lado, designa a "ação de unir", ao passo que, de outro, designa "jugo". Dessarte, "HATHA IOGA" significa o perfeito conhecimento das duas energias, a energia positiva do

Sol e a energia negativa da Lua, a sua associação em perfeita harmonia e completo equilíbrio, e a habilidade para controlá-las de maneira absoluta, isto é, para submetê-las ao jugo do nosso "Eu".

Esse sistema é único em todo o mundo, visto que aperfeiçoa conscientemente o corpo, compensa-lhe quaisquer defeitos físicos e empresta-lhe uma esplêndida força vital. Conduz-nos a Hatha Ioga de volta à natureza, familiariza-nos com as forças curativas que possuem as ervas, árvores e raízes, ministra-nos ensinamentos sobre o nosso próprio corpo e as forças que atuam dentro dele, e leva-nos à íntima harmonia entre corpo e alma. O corpo reage aos menores impulsos da mente, e o estado da mente é poderosamente influenciado pelo estado do corpo. Essa reciprocidade é utilizada pela Hatha Ioga, que torna sadios assim o corpo como a mente. O caminho que se há de seguir é o de tornar conscientes o nosso corpo e todas as suas atividades. Até o sistema nervoso simpático e todos os órgãos cujo funcionamento independe, habitualmente, da consciência pode tornar-se subserviente à vontade. A incalculável vantagem disso é que se pode evitar qualquer funcionamento defeituoso e proteger o corpo de moléstias oriundas de causas funcionais. Posso, por exemplo, controlar a atividade do coração e evitar-lhe as palpitações resultantes de algum estímulo externo como o medo, uma notícia má ou uma súbita alegria. Posso, assim, protegê-lo contra a dilatação, a degenerescência do músculo cardíaco, ou outras moléstias. Ou, podendo controlar as secreções do sistema glandular, posso governar as funções de quase todos os órgãos do corpo e, dessa maneira, governar o meu estado físico. O Hatha Iogue que ascende ao mais alto nível de habilidade tem completo e absoluto domínio sobre o corpo. Pode regular a seu talante a atividade do coração, do aparelho digestivo e o funcionamento de todos os outros órgãos do corpo. Inúmeros viajantes do Ocidente, que, depois de grandes dificuldades, tiveram a boa fortuna de acertar com um verdadeiro Hatha Iogue durante a sua visita à Índia confirmaram o fato de que Iogues de 80 ou 90 anos dão a impressão de ter 30 ou 40, e de que — conforme os padrões ocidentais — chegam a idades incrivelmente avançadas porque podem recarregar os seus corpos, à vontade, de novas energias vitais.

O simples prolongar da existência, todavia, não é o objetivo dos Iogues. Não representa a Hatha Ioga um fim em si mesma, mas uma preparação para uma Ioga espiritual mais elevada. É dificílimo desenvolver a consciência e orientar o espírito para um nível mais alto de atividade num corpo doente. Por esse motivo, deveríamos familiarizar-nos primeiro com as forças que atuam dentro de nós, a fim de as podermos utilizar e dominar adequadamente mais tarde. Então já não nos será o corpo obstáculo à ascensão a planos mentais e espirituais mais elevados. Algumas pessoas contentam-se em adquirir poderes mágicos com cujo auxílio podem levar a cabo certos atos comumente havidos por milagrosos. Os que assim procedem empacam no meio do caminho e não progridem. A meta pela qual devemos lutar só pode ser a libertação das cadeias do mundo material. Não confundamos, portanto, o fim com os meios. O conhecimento do corpo e de suas forças secretas é — por mais importante que seja — apenas um meio para chegar a um fim. Daí que um verdadeiro Hatha Iogue nunca faça demonstrações de sua ciência e habilidade apenas para satisfazer uma curiosidade ociosa. Quem o fizer não será um autêntico Hatha Iogue. O verdadeiro Hatha Iogue só se utiliza das suas habilidades quando, por meio delas, pode auxiliar os outros.

Como exemplo, menciono o do meu próprio mestre, que nunca nos contou quais eram as forças que podia comandar. Um belo dia, estava sentado em sua choçazinha no coração da floresta. Numa clareira defronte da cabana nós, os discípulos, entretidos, conversávamos. Nisso irrompeu de um souto um mangusto. Malferido, o animalzinho rastejava pelo chão e, quando se aproximou, percebemos que o mordera uma cobra. O instinto o conduziu à choupana do mestre. Mal conseguiu arrastar-se até à soleira da porta, onde sobresteve, presa já dos estertores da morte. O venerando Iogue estendeu a mão direita sobre o bichinho e caiu em transe. Assim ficou durante algum tempo. De repente, o mangusto estremeceu, sacudiu-se e afastou-se a correr, inteiramente curado. Tínhamos conhecido as forças que o mestre comandava.

Recentemente, a medicina ocidental voltou a atenção para a Hatha Ioga, e os que lhe conhecem os segredos — os Iogues — oferecem valioso cabedal de informações aos objetivos e finalidades da Medicina.

Os prolegômenos da Hatha Ioga são tão interessantes e úteis que vale a pena conhecê-los e dedicar-lhes atenção. Até os grandes mestres tiveram de iniciar por eles o seu aprendizado, pois sem alfabeto não há leitura. O primeiro passo da Hatha Ioga nos ensina a arte de sermos sadios!

Primeiro que tudo, precisamos familiarizar-nos com o nosso corpo, embora não teoricamente, como no estudo da Anatomia. A Anatomia ensina-nos *o que* existe no corpo humano e *onde* se encontra. Mas o verdadeiro *conhecimento* do corpo é coisa inteiramente diversa. Significa, na hipótese de eu saber, por exemplo, onde está o coração, que posso também descer a ele com a consciência; posso sentir-lhe a forma, as aurículas, os ventrículos e as válvulas — tudo de maneira tão clara e positiva que eu talvez expressasse melhor a situação se dissesse: "Eu sou o meu coração". E devo ser capaz de fazer o mesmo com o estômago, os intestinos, o fígado, os rins e cada uma das fibras do corpo. Quem jamais praticou quaisquer exercícios de Ioga poderá, quando muito, conhecer, dessa forma, o palato e o interior da boca. Entretanto, quem quiser tornar-se um Hatha Iogue deverá exercitar-se por tanta maneira que seja capaz de dirigir a consciência às menores partes do corpo. Chegado a esse ponto, o passo seguinte consistirá em dirigir a consciência, *unida à vontade,* às menores fibras do corpo. Voltando ao exemplo anterior, já não me basta poder penetrar o coração com a consciência; mas devo submetê-lo à minha autoridade. O coração há de subordinar-se à vontade, de sorte que me seja possível fazer circular o sangue mais devagar ou mais depressa, à minha discrição. Isto não é impossível! Assim como qualquer pessoa pode aprender a mover a língua, os dedos ou muitas outras partes do corpo ao seu bel-prazer, qualquer um pode aprender também, através da prática sistemática, a controlar cada parte do corpo. Até entre as pessoas comuns, há profundas diferenças no tocante à extensão da consciência dos seus corpos. Também há diferenças nascidas da profissão. Os dedos de um pianista são muito mais independentes e conscientes do que os de uma pessoa que nunca tenha tocado piano. Por quê? — porque o pianista tornou mais conscientes os seus, através de constantes exercícios. Quem estuda a Hatha Ioga também pratica constantemente, dia após dia, ano após ano, com paciência e persistência. Mas exercita-se em levar a consciência a cada uma das partes do corpo. Valerá isso a pena? Sim! Pois os resultados são admiráveis. Descobre em si mesmo forças secretas que, a pouco e pouco, aprende a dominar. Aprende que há duas correntes vitais ativas em seu corpo e que o completo equilíbrio de ambas significa saúde perfeita.

Simultaneamente com a expansão da consciência, compreende o discípulo que tudo o que vive no tempo e no espaço está vivo por trazer em si mesmo polaridade e ritmo. Começa a desvendar os segredos da criação. No momento em que o princípio criador emerge do absoluto e se divide em dois, nascem os pólos negativo e positivo, isto é, a polaridade. Entre ambos se estabelece uma conexão de pulsações, nasce o ritmo e principiam, então, as manifestações da VIDA.

Até nos cristais vamos descobrir a presença de um pólo positivo e outro negativo, e encontramo-los em todos os níveis de expressões de vida. A polaridade e o ritmo dão vida ao universo inteiro. Os movimentos de corpos gigantescos no espaço infinito, com os seus planetas e satélites — até as manchas solares, o pulsar dos corações dos seres vivos, o nosso próprio respirar e ser, tudo isso ocorre num ritmo que nasce da polaridade. Alternam-se, rítmicas, correntes positivas e negativas e criam condições positivas e negativas em completo equilíbrio.

Na mitologia indiana, o ritmo que atua em todo o universo é simbolizado pela imagem dançarina do deus Siva. A dança é uma manifestação de ritmo.

A nossa Terra também tem dois pólos, e nós humanos, que nascemos do pó e ao pó retornamos, trazemos igualmente a polaridade dentro em nós, a saber, um pólo positivo e outro negativo. O positivo localiza-se na parte superior do crânio, no sítio em que os cabelos formam um redemoinho e é facilmente encontrado na cabeça de uma criança. O pólo negativo encontra-se no cóccix, ou seja, a última vértebra. Entre ambos circula uma corrente de freqüência extremamente alta e curtíssimo comprimento de onda. Essa tensão é a VIDA!

O veículo da vida é a coluna vertebral.

Querendo manifestar-se, expandiu-se a Vida até à vértebra mais alta da coluna vertebral e converteu-a num crânio. Converteu o fino material de que ele se compõe em condutor de corrente e deu-lhe habilidade para expressar inteligência e sentimentos. Dessarte, veio a existir o cérebro. Através desse material a vida quis ver, ouvir, cheirar e sentir. Assim evolveram os órgãos dos sentidos: olhos, ouvidos, nariz, boca e nervos sensitivos. A fim de mover-se no espaço e poder agir, criou pés e mãos. Para que essa criatura pudesse continuar a existir e proporcionar um substituto em caso de deterioração, criou os vários órgãos de reprodução e propagação. O sistema nervoso serve de transmitir a corrente vital. Finalmente, esse veículo bípede de vida recebeu um nome: "HOMEM". A VIDA dentro do homem obteve consciência de si mesma; conseqüentemente, falou e disse: "EU SOU".

A VIDA dentro de nós é aquilo a que o homem alude quando se refere ao "EU" dentro em si mesmo. A VIDA é o "EU", o EGO imortal e sempre vivo, que nunca nasceu e não pode morrer, pois o EU é a VIDA e a VIDA não morre. Apenas o corpo nasce e há de morrer. Mas o corpo é tão-somente o envoltório externo do EU, instrumento que lhe permite manifestar-se no plano material.

Quando a VIDA adquire consciência de si mesma e a dirige, por via da inteligência, para o próprio EGO, chamamos a esse estado CONSCIÊNCIA DE SI MESMO.

O EU revestido do corpo projeta-se no exterior graças ao sistema nervoso, isto é, irradia a VIDA em cada uma das fibras do corpo, enchendo-o de harmonia e equilíbrio perfeitos. Dessa maneira, o funcionamento do organismo é regular, ou seja, SADIO.

O homem carrega consigo as características do seu ser, que transmitem a corrente positiva e, ao mesmo tempo, recebem as negativas, a que opõem resistência. Dentro da sua personalidade, tecida de contrastes, deve manter um equilíbrio completo, reunir os contrários, complementando uns com os outros, e reconciliá-los dentro de si. Só então se torna perfeito. Só então, completo e sadio, é capaz de levar a cabo a sua missão terrena, exatamente como as cores complementares se suplementam umas às outras na luz do sol: vermelho e verde — roxo e amarelo — azul e alaranjado. E porque essas cores se encontram em oposição direta umas às outras devem, precisamente por isso, andar sempre juntas. Da sua unidade resulta a perfeição. As leis do espírito e do corpo envolvem a mesma oposição direta. A lei do espírito é o desprendimento, ao passo que a lei do corpo é o egoísmo. E, no entanto, precisa o homem aprender a reunir as duas em completa harmonia e manifestá-las em si mesmo. Ensinaram esta verdade todos os profetas e grandes mestres que viveram na Terra, pois conheciam o segredo da existência: a tensão existente entre o pólo positivo e o negativo. Por essa razão, empregaram todos o mesmo símbolo para representar o senhor absoluto das forças opostas — o Homem-Deus que atingiu a perfeição. Em todas as religiões este símbolo foi o mesmo — uma estrela de seis pontas feita pelo entrelaçamento de dois triângulos, que simboliza o segredo das forças que mantêm o universo e, ao mesmo tempo, o ser perfeito, senhor da vida, que manifesta da mesma maneira o espírito e a matéria: o homem que levou à perfeição a criação dentro em si mesmo; isto é: o Homem-Deus.

O Homem-Deus não utiliza o corpo como fim, senão como veículo para a manifestação do espírito: AMOR SEM EGOÍSMO, e enche uniformemente o corpo das mais altas energias. De sorte que tem o corpo animado pela consciência.

A consciência do homem comum encontra-se ainda em nível muito inferior de desenvolvimento. Por esse motivo, a radiação da corrente vital no interior do seu corpo é consciente apenas em grau ínfimo; e, na maior parte das vezes, inconsciente, automática. O corpo de uma pessoa num nível tão baixo de desenvolvimento é muito menos vivo do que o de uma pessoa que se encontre num plano mais adiantado. Esta última tem maior número de circunvoluções no cérebro. O seu sistema nervoso é muito mais denso, isto é, mais consciente, mais vivo, e, por conseguinte, o seu corpo é um veículo muito mais dócil e plástico do seu EU.

Os movimentos corporais de uma pessoa consciente, possuidora de um corpo muito vivo, são diferentes dos de outra que se encontre em nível inferior de desenvolvimento. Conceituamos de "graciosos", "ágeis" e "belos" os movimentos da pessoa mais consciente, ao passo que nos parecem "desajeitados" ou "pesados" os da pessoa em cujo corpo se mantêm em nível inferior as expressões de VIDA. Afigura-se-nos bela e encantadora uma coisa em que a VIDA se expressa mais maduramente; isto é, em que nós descobrimos o EU universal, o nosso próprio SER.

A única bem-aventurança que existe é a gente *encontrar-se a si mesmo!* E exatamente isso buscamos em cada alegria, em cada sensação de felicidade. Se nesse estado se encontra o nosso EU, se repousa em si mesmo, é completo o equilíbrio nas forças vitais que radiamos. Nesse caso temos sadios assim a mente como o corpo.

Em pessoas de nível inferior, facilmente se rompe o equilíbrio por meio da ignorância ou em resultado de uma consciência inadequada. Tais pessoas saem fora do próprio EU, porque a parte inconsciente da sua pessoa é maior do que a parte consciente. Essa perda de equilíbrio também se expressa na maneira de pensar e na vida espiritual. À conta disso, desequilibram-se as correntes positivas e negativas. Se, entretanto, não houver perfeito equilíbrio entre as duas energias vitais irradiadas, sobrevém o que denominamos doença.

Um dos principais requisitos da saúde é, portanto, o podermos expandir gradualmente a consciência e conduzi-la a todas as partes do corpo. Dessa maneira logramos impedir que se altere a ordem — logramos impedir a doença. E se já se achar presente a moléstia, restabelecemos consciente e intencionalmente a ordem.

Isto ensinam a ciência e a arte conhecidas como HATHA IOGA.

III

TODA MOLÉSTIA TEM CAUSAS MENTAIS

«EU SOU O CAMINHO, a verdade e a vida", lemos na Bíblia. O mesmo fato ensinam os Iogues indianos: "A VIDA é o EU".

Em sua verdadeira natureza, o EU é brilhante, perfeito, imaculado e inocente. Mas ao assumir a forma material — um corpo — contraiu o pecado da matéria, o pecado do mundo. A dependência da matéria e do tempo degradou-lhe a consciência, e foi necessário um desenvolvimento de milhões de anos para que o corpo físico voltasse a ser consciente. Ainda hoje este desenvolvimento não se completou, visto que a consciência do homem médio ainda está longe de se haver expandido e unido ao próprio supremo e divino EU. Como um grande corpo, a Humanidade vem palmilhando o caminho do desenvolvimento e, assim, cada época histórica revela certo grau de progresso. Entretanto, existem sempre indivíduos que se encontram abaixo do nível médio de aperfeiçoamento, e outros que se acham acima dele. Não há duas pessoas com o mesmo grau de desenvolvimento. Só são iguais as que atingiram a perfeição, e cuja consciência, alcançando o EU universal, nêle se fundiu. Somente elas pensam de maneira exatamente igual. Não obstante, conservam as marcas do filtro individual, do corpo, e só no essencial, no espírito, são uma só.

Os múltiplos sucessos de uma existência, a infinita variedade dos seus destinos provocam experiências e influências diversas. Em conseqüência disso, a consciência humana aprimora-se de maneiras diferentes. Num indivíduo, as experiências e impressões são levadas pela consciência a um nível mais elevado de progresso no mesmíssimo terreno em que, em outro indivíduo, degeneraram. E possível, entretanto, que nalguma outra direção de desenvolvimento o primeiro desses indivíduos esteja atrás enquanto o segundo tenha feito progressos consideráveis. Essas infinitas variações no grau de consciência que atingimos são a causa de serem tantas as individualidades diferentes quantas são as pessoas.

O EU, eterna fonte de VIDA, em completo equilíbrio e perfeita harmonia, irradia uniformemente a energia vital pelo corpo. Se a consciência de uma pessoa é igualmente desenvolvida em todas as direções, ainda que esteja em nível inferior, a energia vital lhe fluirá, uniforme, pelo corpo. As correntes positiva e negativa funcionam em equilíbrio, e o corpo é sadio. O estado de consciência do indivíduo atua como um filtro que distribui a energia vital irradiada entre os vários centros mentais e nervosos que os Iogues indianos denominam *chakras*. Quando, por uma razão qualquer, a consciência se aparta do desenvolvimento uniforme e equilibrado, seja por um progresso exagerado e unilateral em determinada direção, seja por se haver atrasado em outra, ocorre um desvio no fluxo das forças vitais, e cessa o equilíbrio. Entretanto, a radiação do EU supremo, com a sua perfeita harmonia, procura aplainar as irregularidades e, com tremenda potência, consegue abrir caminho através da distribuição irregular de energia. Este nivelar de irregularidades, esse lutar pelo restabelecimento da ordem, é o estado que se intitula doença.

A saúde é o estado natural e indispensável do corpo. A força vital da Humanidade não depende apenas do desejo consciente de viver, mas também de um instinto vital subconsciente. De duas maneiras se manifesta o instinto vital — como o instinto de conservação e o instinto de preservação da espécie. São ambos tremendas forças primitivas, capazes de mover o mundo. O impulso no sentido da preservação da espécie assegura-lhe a continuidade quando já se acha gasto o seu instrumento de manifestação, o corpo. Provê à substituição pela geração de descendentes. Por outro lado, o instinto de conservação forceja em manter pelo maior tempo possível a vida do ser individual. A Natureza luta vigorosamente para conservar a saúde que temos e, se não pecarmos contra as suas leis, poderemos conservá-la, inalterada, até à morte. "A Natureza nunca desejou que o homem abandonasse o corpo antes de chegar a uma idade avançada", disse Ramacháraca, "e se toda a gente lhe obedecesse às leis desde a infância, em vez de trabalhar constantemente contra elas, a morte dos seres humanos por moléstia na mocidade ou na idade adulta seria tão rara quanto a morte pela violência."

A força vital agita-se permanentemente em nós. Assegura o equilíbrio. Nivela as irregularidades e nos preserva a saúde, a despeito do fato de que o gênero humano desafia constantemente as regras de ouro do viver sadio e tripudia sobre elas. O instinto de conservação tem apenas um propósito — e sôbre isso não há discussão possível — exige VIDA e SAÚDE! É tão forte que, em momentos de perigo, converte a mais timorata das pessoas numa besta-fera. Vezes sem número já lemos que, num barco a pique de soçobrar, os sobreviventes se esganavam e atropelavam uns aos outros a fim de chegar a um bote salva-vidas, ao passo que somente os que possuíam uma vida espiritual muito desenvolvida e já houvessem atingido o nível da impessoalidade, eram capazes de abafar, desprendidos, o próprio instinto de conservação. Essa força poderosa trabalha sem cessar dentro de nós, dia após dia, no intuito de preservar-nos a saúde e corrigir os erros que cometemos. Põe em movimento um grande processo de limpeza para libertar-nos o organismo das toxinas e resíduos venenosos acumulados em razão da nossa negligência.

A força vital põe o instinto de conservação a serviço da saúde. Disse dela Ramacháraca: "Trabalha dentro de nós independentemente da nossa vontade — como a agulha de uma bússola que, por mais afastada que esteja da posição natural, aponta sempre para o pólo norte, para a saúde." Em vão lhe desobedecemos, em vão nos divorciamos dela; ela vive, sem embargo, dentro de nós e atua, ininterrupta. A mesma força arranca o delicado renovo da semente e, não raro, força-lhe a passagem por uma camada mil vezes mais dura, com a única finalidade de expor-lhe os caules fragílimos à luz do sol. A mesma força obriga a tenra planta a crescer para cima, na direção do céu, ao passo que as raízes se lhe aprofundam na terra. Quando se abre em nosso corpo uma ferida, essa ferida é curada pela força vital com surpreendente precisão e uma perfeição que o próprio homem não lograria alcançar. *Medicus curat, natura sanat*, diziam, com carradas de razão, os nossos pais. O cirurgião maneja o bisturi, costura o talho, e cria as condições adequadas à cura. A natureza faz o resto. Quando um homem quebra a perna, o médico coloca os ossos no lugar, mas o processo curativo é obra da força vital. E mesmo que esta última se veja incapaz de aplicar todo o seu poder em nosso benefício, ainda assim não desiste da luta. Ao invés disso, adapta-se às circunstâncias a fim de poder ajudar-nos na ocasião e no lugar em que isso for novamente possível. Se dermos carta branca à força vital, ela nos conservará em perfeita saúde. Ainda que busquemos estorvá-la através de uma vida desnatural e pouco inteligente, ela não deixa de atuar em nosso benefício. Até em circunstâncias desfavoráveis, procura sempre ajudar-nos, a despeito da nossa ingratidão e ignorância. Até o instante da nossa morte, trabalha por manter-nos a saúde do corpo. A sua faculdade de adaptação é quase ilimitada. Cai uma semente na fisga de uma rocha e chega a partir a pedra, ou — quando a rocha é demasiado forte — trepa pela fisga estreita para sair ao ar e ao sol. Sejam quais forem as circunstâncias, há de triunfar a vida.

Um organismo vivo não adoecerá enquanto viver de acordo com as regras primitivas da natureza. A saúde outra coisa não é senão a vida em condições naturais. A enfermidade, por outro lado, é o resultado de um viver contrário às leis da natureza. Para nossa tristeza, a civilização moderna obriga-nos a uma existência antinatural, de sorte que a força vital só nos pode proteger a saúde até certo ponto. Não comemos, não bebemos, não dormimos, não respiramos, nem nos vestimos adequada e naturalmente.

A Hatha Ioga nos ensina a utilizar, armazenar e estimular ao máximo o livre fluir da força vital. Quem quer que siga as regras da Hatha Ioga nunca ficará doente e gozará de perfeita saúde até à velhice. Um dos requisitos mais importantes, porém, é familiarizar-se com tôdas as manifestações da força vital e aprender a maneira pela qual se podem elas desenvolver e modelar — numa palavra — saber como pôr em ação todas essas energias em favor da nossa consciência.

O homem é espírito vestido de carne. Nele se refletem as leis assim do espírito como do corpo. O fluxo de energia vital manifesta-se no gênero humano — desde o EU absoluto, espiritual, até o plano material, o corpo — em todos os níveis. A energia que se manifesta no plano espiritual mais próximo do EU é positiva. A energia mais afastada do EU, isto é, a energia que anima o corpo, é negativa. A energia positiva é doadora de vida, a energia negativa é receptora e condutora de vida. Enquanto ambas estiverem em equilíbrio, estará o indivíduo mental e fisicamente bem; mas tanto que ele dirige unilateralmente a consciência para o piano espiritual ou para o plano físico, permite o acesso de várias castas de irregularidades. A experiência nos ensina que as pessoas que se dedicam, exclusivamente, a um constante trabalho mental apresentam sempre uma constituição física frágil e delicada. Expandem-se as forças positivas às expensas das negativas, e um corpo assim tem pouca resistência. Se tal pessoa, todavia, através de exercícios conscientemente orientados de Hatha Ioga, dirigir a consciência, pelo menos durante cinco minutos diários, para os centros nervosos encarregados de ministrar ao corpo a força vital, restabelecer-se-á o equilíbrio; tornar-se-á mais forte o seu corpo e a sua resistência aumentará.

Criará também uma condição enfermiça, capaz de gerar suscetibilidades a uma série de males, a pessoa que cair no extremo oposto, isto é, que dirigir a consciência fundamentalmente para o plano material, mostrando interesse apenas em comer e beber à farta. A preponderância do lado físico — obesidade e obtusidade mental — são as conseqüências de semelhante desvio do equilíbrio individual. Estes são exemplos singelos do apartamento unilateral da consciência no sentido de um ou de outro extremo. Em tais casos, o indivíduo altera os planos mental e material em suas relações recíprocas. No entanto, pode também pecar contra a relação adequada se considerar cada plano sozinho, em separado, de per si.

Uma pessoa pode manifestar individualmente a força criadora, em todos os seus graus, do plano espiritual ao plano material, como energia positiva e negativa. Será equilibrada se lhe utilizar os poderes de maneira correta, isto é, interiormente negativa e exteriormente positiva. Chamamos-lhe positiva de acordo com a sua manifestação exterior. Tais pessoas são os líderes criadores, capazes de tirar algo do nada, que difundem a vida e a fecundidade ao seu redor. Utilizam as energias espirituais positivas e negativas em justa proporção: interiormente, na direção da radiação divina, são negativas, recebem. Aceitam a intuição, acreditam em si mesmas, têm fé no próprio EU. Exteriormente são positivas: dão, criam, produzem. No plano da mente e das emoções, são também equilibradas e sadias. Irradiando alegria, felicidade, confiança, amor, bondade e calor, são positivas nas manifestações exteriores; entretanto, no momento adequado, sabem ser negativas, pois aceitam o amor que se irradia na sua direção. Tais pessoas são ainda fisicamente sadias, pois a energia vital — a combustão dentro do corpo — está em harmonia com a resistência, com a matéria que compõe o corpo.

Se utilizarmos as nossas forças da maneira oposta, o nosso corpo, mais cedo ou mais tarde, cairá doente. Cometemos esse erro até no plano mental. Não acreditamos num EU superior que nos dá vida. Em vez de franquear o caminho para a fonte eterna de força que reside dentro de nossa alma, fechamos a porta com as nossas dúvidas, afastamo-nos do nosso próprio EU e perdemos a fé em nós mesmos. Uma pessoa nessas condições está sempre procurando ajuda alheia, é impotente e indefesa, tem medo de tudo e em toda a parte enxerga o mal. Em lugar de irradiar força criadora e ser ativa construtivamente, arruína a própria vida, mercê da sua descrença. Fracassa onde triunfam outros. Essa casta de pessoa semelha um vácuo onde tudo cai e desaparece. Assim é o indivíduo negativo! — escuro desfiladeiro, abismo sem fundo em que malogram os melhores esforços humanos, força negativa que absorve e neutraliza completamente todo e qualquer elemento de energia com que entrar em contacto. Estejamos sempre alerta para fugir a um destino semelhante! O erro principia com as palavras: "Não consigo triunfar em coisa alguma!" Infelizes de nós se algum dia fizermos afirmativa semelhante! Ao fazê-la, erguemos um muro diante das nossas próprias fontes de energias — um muro que só conseguiremos derrubar outra vez à custa de ingentes esforços. Nunca devemos ser negativos. Quando alguém deseja empreender uma coisa boa e útil, guardemo-nos de desalentá-lo, dizendo: "Você nunca será bem sucedido!" Não! Seremos bem sucedidos se acreditarmos no que estamos fazendo, se enfrentarmos corretamente o problema e tivermos suficiente confiança em nós mesmos para poder suplantar as dificuldades. Tenhamos confiança em nosso EU, que nos constituiu o corpo independentemente da consciência, instrumento maravilhoso, magnífico veículo que satisfaz a todos os seus propósitos, e acreditemos que esta maravilhosa força construtiva ainda reside dentro em nós, nas profundezas do nosso EU. E por que não? Estamos vivos, o que significa que o nosso EU se acha presente, e se lhe abrirmos a porta com a nossa fé, ele nos ajudará a construir o nosso destino tão magnífica e eficazmente quanto construiu o nosso corpo; e também nos ajudará a recuperar todas as coisas que tivermos estragado.

O indivíduo negativo espera ajuda de fora, nunca de dentro. Egoísta, falta-lhe a compreensão assim dos outros como de si mesmo. Mal-humorado, descorçoado e impertinente, vive a lamentar-se. Não tem amor, embora espere que os outros o amem. Até nisso é negativo. Não conhece o verdadeiro amor. Só conhece a paixão. O que supõe ser amor é apenas o desejo de alguma coisa ou de alguém. As energias utilizadas dessa maneira incorreta perturbam-lhe o equilíbrio mental. Através do circuito do sistema nervoso, a mente afeta diretamente o corpo. Quando se desequilibra, provoca choques e flutuações tão violentas que os nervos se destroçam. Entretanto, como o trabalho dos órgãos do corpo é guiado e controlado pelos nervos, isto prejudica a saúde de todo o organismo.

Por sua própria experiência, cada qual compreenderá a íntima conexão entre o funcionamento do organismo e as oscilações das emoções. Até a pessoa mais sadia pode sofrer alterações físicas ao receber más notícias, ainda que ninguém a tenha sequer tocado com um dedo. Perde o apetite, sente dor de cabeça ou apresenta outros sintomas desagradáveis. O terror pode fazê-la descorar, obrigando o sangue a abandonar-lhe a cabeça e provocando-lhe um desmaio. Como estado de consciência, cria um excesso de corrente negativa, de sorte que se altera a ordem das correntes no corpo, do que resulta um estado negativo. Quando um indivíduo se enfurece, o sangue acode-lhe à cabeça e o coração põe-se-lhe a palpitar. É o reverso do estado acima descrito: com a predominância das correntes positivas, surge um estado unilateralmente positivo. Toda perturbação semelhante está ligada a sintomas desagradáveis, mas geralmente as defesas naturais do indivíduo são capazes de restabelecer rapidamente a ordem. Entretanto, se se repetirem os maus efeitos em curtos intervalos ou se continuarem, ocorrerá, mais cedo ou mais tarde, uma séria perturbação na ordem das correntes, e o resultado é a MOLÉSTIA!

O desenvolvimento unilateral da consciência, ou a sua estagnação, também podem ser causa de inúmeras e graves enfermidades, perturbações nervosas e até doenças mentais. O nosso corpo e a nossa mente são sadios quando a corrente positiva de força vital que se manifesta no plano material — em nosso corpo — está em perfeito equilíbrio com a força negativa: a força de resistência do corpo. Em tais condições, há equilíbrio entre a força vital e a resistência do corpo que a carrega. Num indivíduo de baixo nível de consciência, a tensão da força vital que lhe flui pelo corpo é pequena. O seu sistema nervoso ajusta-se a uma resistência correspondente. Com a expansão da consciência, aumenta a tensão da força vital e, conseqüentemente, deve aumentar também a força de resistência do sistema nervoso. Se isto se fizer passo a passo, em completo equilíbrio, o sistema nervoso terá tempo para fortalecer-se, a par da tensão das correntes vitais, e para desenvolver uma resistência correspondente. Esta situação é semelhante à que se produz quando se faz passar um excesso de corrente por um circuito elétrico. Quando isso acontece, o fio, isto é, a resistência, queima-se. A resistência à corrente vital é o sistema nervoso, que se altera quando exposto a uma corrente súbita e excessivamente forte. Sobrevêm desordens funcionais, e é possível a incidência de inflamações e até de uma paralisia completa. A perturbação que ocorre na consciência causa várias moléstias mentais.

O propósito da Ioga consiste em fazer que a consciência humana dependa da vontade, que se expanda sistemática e deliberadamente, a pouco e pouco, e, ao mesmo tempo, aumentar e fortalecer a resistência do circuito que transmite a energia vital em constante desenvolvimento, isto é, o sistema nervoso. De sorte que a meta final consiste em lograr uma consciência divina, desenvolvida até à perfeição, e a sua perfeita manifestação no corpo: o Homem-Deus! Chamam os hindus às pessoas que alcançaram esse nível de perfeição "Jivan Mukti".

Tal é o sentido e a finalidade de nossa vida. Com todas as experiências e trabalhos que nos traz, também provoca o destino uma constante expansão da consciência. Mas, à maneira que tateamos, constantemente, na treva, pagamos pela ignorância, e a desigual distribuição de forças nos coloca à mercê de milhares de moléstias diferentes.

Visto que as enfermidades decorrem sempre da predominância de uma das duas correntes vitais, dividimo-las em dois grupos principais, doenças positivas e negativas.

Quando solicitamos demais a força vital do corpo, seja através de um sexualismo exagerado, seja por meio de um excessivo trabalho mental, o resultado será um aumento de combustão. Exausto, cai o corpo em estado negativo. Debilita-se-lhe extraordinariamente a resistência. Tais enfermidades são a tuberculose, as inflamações crônicas, as perturbações alérgicas, as úlceras gástricas e intestinais, etc. A convalescença, a neurastenia e as depressões também constituem estados negativos.

Ocorre o contrário quando, por uma razão qualquer, a energia vital se reduz ou anula completamente, de sorte que as células do corpo, à míngua de uma força concentrada, desgovernam-se, formando fleimões e tumores cancerosos. O resultado é também um estado negativo do corpo, mas a causa há de procurar-se no lado oposto; não como no caso da tuberculose ou dos agentes morbíficos da alergia. Por isso é que as pessoas predispostas às alergias muito raramente têm tendência para o câncer.

As moléstias positivas, de um modo geral, são os transtornos agudos acompanhados de febre alta, isto é, inflamações, tais como pneumonia, amigdalite, nefrite ou nevralgia e os tipos de moléstias infecciosas também associadas à febre alta, como, por exemplo, o tifo e a escarlatina.

Há enfermidades mistas, em que se alternam os estados positivo e negativo, como, por exemplo, na malária, ou na presença de pus no corpo, quando febres de mais de 38º sucedem a temperaturas inferiores à normal.

Trabalha constantemente o organismo por restabelecer o equilíbrio. Quando, *v. g.*, o nosso corpo se acha em estado negativo como conseqüência de um resfriado e se encontra indefeso contra as bactérias, emite o organismo, imediatamente, grande quantidade de correntes positivas — para autoproteção

— e o estado do corpo se torna positivo: aumenta a nossa temperatura. A súbita predominância das correntes positivas ocasiona a pletora e inflamações. Estas últimas, porém, destroem os bacilos acumulados durante o estado negativo e, pouco a pouco, o equilíbrio se restabelece.

No curso de graves moléstias inflamatórias, depois que se destroem as bactérias e já não é necessária a sobrecarga de correntes positivas, ocorre súbito retorno ao estado negativo, a temperatura desce abaixo da normal, e o paciente, muito embora tenha sido debelada a verdadeira moléstia, cai num estado crítico, por obra da mudança brusca e sem transições das correntes. Em tais casos, damos ao paciente café forte ou algum outro estimulante. Após as moléstias positivas, surge normalmente um estado negativo, o período de convalescença. Depois de haver-se inclinado em demasia para a direita, inclina-se o pêndulo com o mesmo exagero para a esquerda, e somente aos poucos volta à oscilação normal, que corresponde ao próprio comprimento, isto é, ao próprio período. O mesmo se verifica entre os seres humanos. Quando recebemos doses excessivas de determinada casta de energia, mais do que convém à nossa personalidade, produz-se violenta reação, e só gradativamente se restabelece o equilíbrio.

Entretanto, se conscientemente impedirmos o primeiro movimento extremado e irregular do pêndulo, a enfermidade não ocorrerá.

Tomemos um exemplo: admitamos que o meu corpo se resfrie repentina e inesperadamente. Se eu permitir que as cegas leis da natureza operem dentro de mim, o estado do meu corpo se tornará negativo. Aumentarão as bactérias. A natureza se defenderá contra elas e emitirá mais força positiva. Sobrevirá a febre e a moléstia seguirá o curso natural.

Se, todavia, quando o súbito resfriado me atingir pela primeira vez o corpo, eu, simultânea e intencionalmente, emitir um excesso correspondente de força positiva e dirigir essa força para o meu corpo, de pronto se restaurará o equilíbrio, as bactérias não se multiplicarão e, assim, não será necessária a febre. Terei impedido que se pronuncie a moléstia!

Isto é Ioga!

Já vimos as alterações físicas que podem ser causadas pelo simples medo quando, ainda que por brevíssimo lapso de tempo, qualquer uma das forças se avantaja à outra. Isto causa graves transtornos físicos e moléstias sérias, ainda que a preponderância de qualquer espécie de energia decorra de uma permanente perturbação mental ou de um estado mental constante. O fato foi provado pelas pesquisas dos psiquiatras ocidentais. A cólera, o medo, a aflição, o susto, o ciúme, o desânimo, o pessimismo e quejandos impulsos negativos minam a saúde, destroem o sistema nervoso e diminuem a resistência do organismo, tornando-o mais suscetível à moléstia e retardando o processo de cura.

Já em 1879, o professor americano de Medicina Dr. Gates publicou os resultados das suas experiências sobre o assunto. Recolheu a expiração de um paciente num tubo gelado de vidro, fazendo-a condensar-se. Em condições normais de respiração, o *iodeto de rodopsina* não deixava nenhum depósito apreciável. Cinco minutos depois, no entanto, quando o paciente se enfurecia, aparecia no tubo um depósito pardacento, a indicar que, após a súbita tensão emocional, surgia certo produto químico na respiração do paciente. Extraída e injetada num ser humano ou num animal, essa substância provocava grande excitação. Uma dor profunda, como a que causa a perda de um filho muito querido, ocasionava um depósito cinzento.

"No transcurso das minhas experiências", escreve o Dr. Gates, "cheguei à convicção de que os estados emocionais produzidos pela cólera, pela irritação e pelo abatimento criam no organismo produtos nocivos e venenosos, ao passo que os bons sentimentos — contentamento, felicidade, alegria, bom-humor, amor — e os bons pensamentos mobilizam as forças curativas do organismo. Entre as emoções negativas, são o medo e o desespero, talvez, as mais prejudiciais ao sistema nervoso." De acordo com Horace Fletcher, o medo nos enche do nocivo gás carbônico e nos envenena a atmosfera. Produz uma asfixia mental, espiritual e moral e, não raro, a morte lenta.

Realmente, a ciência médica registra muitos casos em que pessoas de sistema nervoso muito sensível caíram mortas de pavor, como se tivessem sido atingidas por um raio. Notícia interessantíssima nos fornece um professor de Medicina da Austrália: O maior perigo que pode ameaçar uma criança que está crescendo é a imposição dos terrores nervosos da mãe. As jovens mães nervosas tentam proteger os filhos da menor corrente de ar e lhes proíbem tudo o que poderia ensinar-lhes coragem, resistência e confiança em si mesmos. Introduzem nos filhos uma peçonha de ação lenta e o mal que lhes fazem dura a vida inteira. Deveríamos educar os nossos filhos de modo que não soubessem que é o medo. Esta é a mais bela e valiosa herança que podemos legar-lhes... "

Em vez disso, ensinam-se as crianças a ter medo de assombrações e do diabo. Em cada língua há uma expressão apropriada. Em tôdas as partes do mundo pais e mestres assustam as crianças, para que façam isto ou aquilo. Um mecanismo destrutivo principia a operar sôbre a mente infantil. O princípio da auto-sugestão — que, muito pouco conhecido, é grandemente subestimado no Ocidente — dá à criança um *handicap* mental e, quando ela cresce, é oprimida pelo terror, pelo medo, pelos complexos de inferioridade e por uma série de inibições morais, sexuais e profissionais.

Oitenta por cento da Humanidade têm mêdo. Medo da doença, da pobreza, da desgraça; preocupam-se com a possibilidade de perder os entes queridos; mêdo da morte e, finalmente, medo do próprio medo.

Quantas pessoas arruínam a sua vida e a vida dos seus pelo temor do amanhã e porque, em razão dêsse mesmo temor, não se atrevem a tomar o menor descanso físico ou mental. Têm medo dos anos de vacas magras que ainda estejam por vir. A maioria das pessoas vive a preparar-se para o infortúnio, recolhendo e poupando, como ativíssimas formigas. Os filhos têm de sofrer e privar-se, com elas, do mais necessário, a fim de que, algum dia, trinta ou quarenta anos depois, possam possuir "a casa própria". Essa maneira mórbida de viver e a falta de recuperação mental e física que se prolonga através de décadas vingam-se implacàvelmente. Com uma doença do estômago, a esclerose das artérias ou uma perturbação cardíaca, pouco aproveitarão ao indivíduo a casa de campo e os depósitos bancários.

O grande mestre universal, Jesus Cristo, que veio do Oriente, diz-nos em magníficas palavras de que modo se podem conservar sadios o corpo e a mente:

"Não andeis ansiosos pela vossa vida, quanto ao que haveis de comer ou beber; nem pelo vosso corpo quanto ao que haveis de vestir. Não é a vida mais do que o alimento, e o corpo mais do que as vestes?

"Observai as aves do céu: não semeiam, não colhem, nem ajuntam em celeiros; contudo vosso Pai celeste as sustenta. Porventura, não valeis vós muito mais do que as aves?

"Qual de vós, por ansioso que esteja, pode acrescentar um côvado à sua estatura?

"E por que andais ansiosos quanto ao vestuário? Considerai como crescem os lírios do campo: eles não trabalham nem fiam.

"Eu, contudo, vos afirmo que nem Salomão, em toda a sua glória, se vestiu como qualquer deles.

"Ora, se Deus veste assim a erva do campo, que hoje existe e amanhã é lançada no forno, quanto mais a vós outros, homens de pequena fé?

"Portanto, não vos inquieteis, dizendo: Que comeremos? Que beberemos? ou: Com que nos vestiremos?

"Porque os gentios é que procuram todas estas cousas; pois vosso Pai celeste sabe que necessitais de todas elas;

"Buscai, pois, em primeiro lugar, o seu reino e a sua justiça, e todas estas cousas vos serão acrescentadas.

"Portanto, não vos inquieteis com o dia de amanhã, pois o amanhã trará os seus cuidados; basta ao dia o seu próprio mal."

Ninguém, provavelmente, expressou jamais de forma tão maravilhosa as leis fundamentais de Haṭha Ioga: uma serenidade mental que desconhece o medo, uma constante atenção a quanto ocorre exteriormente, e a filosofia do homem religioso, que coloca a sua confiança inabalável na ordem superior de forças e sabe dominar as emoções.

Os exercícios da Hatha Ioga exercem maravilhoso efeito sobre a luta contra o medo. Proporcionam-nos a base do autocontrole físico. Devemos saber que o corpo reage a todo impulso mental, sobretudo através do sistema nervoso e do sistema das glândulas de secreção interna, tão admiravelmente desenvolvido para a preservação da vida que é de decisiva importância no que concerne ao sistema nervoso e à proteção da vida.

Demonstraram os doutores Lorand e Sajous que as várias funções vegetativas dependem, em primeiro lugar, do estado das glândulas de secreção interna, que não têm canais secretores e vertem diretamente no sangue as suas secreções. A diminuição dessa atividade resulta na moléstia, na velhice prematura e, finalmente, na morte. Assim, as emoções e as paixões, através do seu efeito destruidor sobre as glândulas endócrinas, são os inimigos implacáveis da saúde.

As glândulas de secreção interna mais importantes são a tiróide, a pineal, a pituitária, as supra-renais e as sexuais.

As crises emocionais aumentam a pressão sanguínea através do seu mecanismo regulador, as supra-renais, o que explica que pessoas de temperamento arrebatado sofram de esclerose prematura das artérias e freqüentes transtornos da circulação sanguínea. Segundo o Laboratório Científico de Pesquisas Iogues em Lonavla, na Índia, e de acôrdo com a ciência médica ocidental, o desânimo e a melancolia constantes produzem tal efeito sôbre a tiróide que podem ocasionar o mixedema, moléstia semelhante ao bócio exoftálmico (doença de Basedow). A tiróide, na garganta, é um elemento protetor de primeira ordem que a natureza lá colocou para defender-nos contra várias espécies de envenenamento. A degeneração da tiróide causa muitos tipos de enfermidades, velhice precoce e morte prematura. Por outro lado, se a tiróide funciona regularmente, num estado de espírito feliz, podemos manter elástico e vivo o corpo até uma idade muito avançada. Os estados emocionais exercem vigorosíssimo efeito sôbre a hipófise do cérebro e sôbre a glândula pineal, como o demonstrou experimentalmente o Dr. Sajous. Depois de grandes perturbações emocionais, o Prof. Pel chegou a descobrir casos de acromegalia.

O sistema das glândulas de secreção interna desempenha papel importantíssimo na Ioga, pois nessas glândulas se localizam certos centros de consciência que os Iogues denominam *chakras,* os quais constituem pontos de união entre a mente e o corpo. Se conhecermos a parte que esses *chakras* representam na distribuição da força e no armazenamento da energia, conheceremos o tipo de reação que a manutenção de um estado mental provocará no corpo pela sua ação sôbre as glândulas endócrinas. Dessa maneira podemos familiarizar-nos com a mais íntima relação entre vários estados mentais e os diferentes órgãos do corpo e, assim, lograr o domínio do corpo. Aqui vão alguns exemplos. Os experimentos e pesquisas psicológicas mostraram que a formação de cálculos (biliares, renais, etc.) é geralmente precedida de longo período de preocupações e desgostos. Um susto repentino causa diarréia. O medo e as preocupações constantes acarretam um catarro intestinal crônico. Excitações freqüentes preparam o caminho para as afecções cardíacas e as varizes. A esperança frustrada ou um desejo ardente não satisfeito ocasionam a acidez estomacal e nos predispõem às úlceras gástricas. O medo prolongado da morte prejudica permanentemente a função das glândulas sexuais. Exemplo característico disso ocorreu durante as perseguições aos judeus — de acordo com a experiência dos meus discípulos — quando as mulheres judias viram, de um modo geral, interrompida a menstruação. Acreditou-se que isto se devesse ao fato de serem alimentadas com uma droga secreta, de efeitos esterilizantes. Mais tarde, porém, durante assédios prolongados de muitas cidades, mulheres cristãs, que tinham vivido com um medo agônico da morte, apresentaram os mesmos sintomas. Dessarte, o medo da morte limitara-se a funcionar como sábia válvula reguladora da natureza. A natureza é infensa à procriação enquanto subsistem condições de vida altamente inibidoras. Entre os homens, a mesma causa resultou na impotência ou em grande diminuição do desejo sexual. Consoante a nossa experiência, estes sintomas gerais desaparecem igualmente ao cessar o mêdo da morte. Entre os homens, o pêndulo inclinava-se então para o extremo oposto. Dessa maneira, a natureza restaura o equilíbrio, assim do indivíduo como da raça.

A sensualidade excessiva predispõe para a tuberculose. Por essa razão, a suscetibilidade à tuberculose é maior durante a puberdade. A superexcitação das glândulas sexuais comunica-se às outras glândulas endócrinas, com as quais trabalham em série, em seguida a todas as outras glândulas e aos nódulos linfáticos hilários situados no pulmão. A estimulação dos nódulos linfáticos hilários aumenta a sensibilidade dos pulmões e produz o catarro. Dessa maneira, reduz-se consideravelmente a resistência dos pulmões, os quais, assim, não podem combater a infecção. No intuito de defender-se, o organismo exige maior atividade do sistema glandular, o indivíduo se torna eroticamente ainda mais excitado e o seu estado piora.

Nas escolas de Hatha Ioga demonstrou a experiência que, disciplinando os pensamentos, pode o paciente, sem nenhuma supressão violenta, viver em absoluta continência enquanto se submete ao tratamento. Assim, em muitíssimos casos aparentemente desesperados, logra-se a cura. Os médicos ocidentais também reconheceram a conexão entre a tuberculose e o sexualismo exagerado. Supõem, todavia, que o estado erótico resulte da tuberculose, ao passo que, na realidade, o contrário é o verdadeiro. As pessoas excessivamente sensuais são, assim, mais propensas à tuberculose. Se a ciência médica ocidental compilasse estatística sobre o estado mental que precede várias moléstias, não tardaria a descobrir a verdade do que ensina a Hatha Ioga, a saber, que *todas as perturbações, até as doenças infecciosas, resultam de causas mentais*.

Os médicos ocidentais dão de ombros e falam em bactérias. Há 6.000 anos sabem os Hatha Iogues da Índia que a causa imediata das enfermidades são as bactérias. É verdade que até há pouco não tinham microscópios. Mas sabiam o que é uma bactéria e que os seus ataques só podem ser bem sucedidos quando dirigidos contra organismos cuja resistência haja diminuído ou que sejam suscetíveis àquela moléstia. Esses dois estados, entretanto, procedem de uma atitude mental imprópria. Os Hatha Iogues, que há muitos anos passados criaram a ciência médica hindu conhecida pelo nome de Ayurveda, escreveram em folhas secas de palmeira especialmente preparadas:

"... As causas que provocam as enfermidades são miríades de minúsculas e invisíveis criaturas, as quais, reunidas, não são mais do que o corpo do espírito do mal. Só podem atacar uma pessoa que tenha pessoalmente aberto uma brecha na alma." É muito para notar que o grande mestre europeu Paracelso haja ensinado algo muito semelhante: "A melhor proteção contra a doença é uma mente nobre." — O pensamento fundamental é o mesmo.

Fiquei extremamente surpreendido com a seguinte experiência. Enquanto, de um lado, alguns médicos dão de ombros ao ouvirem a afirmativa oriental de que as doenças infecciosas se devem a causas mentais e que os transtornos da menstruação podem ser corrigidos mediante um tratamento da mente, outro grupo de médicos trabalha igualmente por demonstrar que a mente e o corpo estão intimamente ligados entre si e que o estado mental é de importância decisiva para a saúde. Esses últimos são os *psicólogos*. Nos livros de psicólogos internacionalmente famosos encontrei opiniões que concordam plenamente com as dos Iogues. Vou citar passagens do livro *A Mente é Tudo* do renomado especialista em distúrbios nervosos e hipnotismo, o Dr. Franz Volgesi:

"Os sessenta e oito casos de ação hipnótica estudados pelos Drs. Robert Heilig e Hans Holff provam que, com a ajuda de estímulos mentais, é possível obter no organismo modificações serológicas, autocurativas e outras. Modificações há que não podem ser "conscientemente" simuladas pelo paciente, visto que o seu curso e o seu domínio requerem os mais precisos conhecimentos técnicos e a utilização de instrumentos especiais. Concordam todos os autores em que a sua pesquisa demonstra que cada reação do organismo destinada à autoproteção, incluindo *a prontidão para combater bacilos e elementos infecciosos depende, demonstravelmente, do estado mental*. Em indivíduos que sofriam de depressões mentais e em outros, sadios, mas pós-hipnoticamente levados a um estado de depressão mental, reduzia-se obviamente a habilidade do sangue para defender-se (aglutinação) dos bacilos de tifo. Alterava-se igualmente o sangue em sua ação opsônica contra os colibacilos, estreptococos e estafilococos. Quando os pacientes eram submetidos a uma auto-sugestão que lhes acarretava um estado de espírito feliz, tôdas as experiências de controle revelaram maiores possibilidades de autoproteção. *Em outras palavras, as influências mentais, dentro de certos limites humanos, são mais eficazes do que os produtos químicos, médicos e tóxicos.*'

Haverá, acaso, afirmativa mais impressionante em apoio do que asseveram os Iogues no Oriente?

Até no Ocidente já se observou que algumas pessoas não são suscetíveis à moléstia. São imunes. Isso quer dizer que, no indivíduo em tela, as correntes positiva e negativa se encontram em perfeito equilíbrio e que a resistência de tais pessoas é proporcionada a qualquer ataque. Os Hatha Iogues *não vencem as bactérias com produtos químicos*. Sabem que será inútil dizimar as bactérias se continuar em nível baixo a resistência do paciente; pois, enquanto subsistir esse estado, as bactérias voltarão a multiplicar-se ou outro agente patogênico entrará em cena e atacará o organismo. E enquanto as coisas prosseguirem nesse pé, a enfermidade não terminará. Os Iogues previnem a doença mantendo o equilíbrio das correntes ou, rompido este e já declarada a moléstia, restaurando o equilíbrio entre as duas correntes. Dessa maneira, o organismo vence a moléstia *com as próprias forças e reconquista para o corpo a saúde permanente*. O equilíbrio entre as duas correntes é perfeito quando é perfeito o nosso equilíbrio mental. Por conseguinte, precisamos começar pondo em ordem a mente.

Se eu morder uma côdea dura de pão e quebrar um dente, terá isto uma causa mental? Terá, sim, senhor!

Através do sistema nervoso, a mente penetra no corpo. O sistema nervoso afeta diretamente o sistema glandular. Daí que a produção de hormônios dentro do sistema de glândulas endócrinas dependa diretamente do estado mental do indivíduo. Sabemos perfeitamente que o teor de cálcio ou cal dos nossos ossos — e, conseqüentemente, a dureza e a elasticidade dos nossos dentes — depende da quantidade e da qualidade dos hormônios que nos circulam no sangue. Quando se estraga ou quebra um dente, isso também tem causas mentais!

E que dizer dos acidentes? Se alguém cair de uma escada e, rolando por ela, vier dar com os costados no chão, moído e escalavrado, terá também a queda causas mentais? — Sim! Mas essas causas jazem muito abaixo da mente consciente.

Todo acidente é uma autopunição do indivíduo. Toda decisão, todo ato, todo movimento tem o seu ponto de origem dentro de nós. Se alguém, depois de subir e descer uma escada uma centena de vezes, faz, em dado momento, um movimento desastrado e tropeça, fá-lo também por obra de causas interiores. Adormecida na mente, uma força antitética ao propósito em vista ocasiona — por meio do sistema nervoso — um movimento reflexo inadequado e... ocorre o acidente. Trata-se puramente de autopunição!

Quem quer que compreenda que todo acidente representa uma autopunição, perguntar-se-á, quando levar uma pancada no cotovelo ou quando morder a língua: "Por que aconteceu isto?" — e, instantaneamente, ouvirá a resposta que lhe segredam as profundezas da consciência...

Há pessoas que vivem tropeçando nas coisas, embicando a cada passo, batendo nos cantos dos móveis. Uma completa investigação da mente desses indivíduos revelará as causas de tais acidentes e quando a sua mente houver sido ordenada, eles voltarão à saúde física, livres de novos acidentes.

Não nos esqueça que somos os autores de todos os nossos movimentos; nós — e mais ninguém — damos cada um dos nossos passos. — Se, ao descer a escada, coloco o pé adiante do degrau em vez de colocá-lo sobre ele, se levanto o pé mais ou menos do que o necessário, ou se, ao executar um movimento, tomo um impulso maior ou me inclino para a direita ou para a esquerda — todas essas coisas têm as suas causas dentro de mim. Pode dar-se que transcorra um longo intervalo entre a causa e o efeito. É possível que, anos atrás, eu tenha feito ou dito alguma coisa errada que haja ficado guardada debaixo da minha mente consciente, à espera de um ensejo para manifestar-se na forma de um movimento inadequado — negativo. O subconsciente nunca se esquece. No momento azarado nos castiga, por nosso próprio intermédio, utilizando-se de uma distração nossa ou de um momento de perigo, quando não temos tempo para refletir e agimos *instintivamente*. As forças contidas, egoístas, isoladoras, vingam-se de nós em tais momentos; produzem um movimento que nos faz mal em vez daquele que gostaríamos de executar e que nos faria bem.

Até o homem primitivo já conhecia essas relações; mas não sabia que se estava julgando a si mesmo e provocando um movimento punitivo. Em lugar disso, tremia ante a manifestação de uma força desconhecida e dizia: "É um castigo de Deus!" Para o Iogue, entretanto, o segredo do EU jaz descoberto aos seus olhos e ele conhece que acaba de atuar uma lei poderosa, residente no mais profundo do seu próprio ser. A psicologia moderna também já descobriu o mundo que jaz atrás da mente consciente — isto é, no subconsciente — e começou agora a analisar-lhe as leis.

A lei do EU superior, ativa dentro de nós, não somente significa que eu mesmo provoco todas as minhas doenças e acidentes, mas também inclui um corolário extremamente reconfortante, a saber, que, se eu utilizar adequadamente as minhas energias, cada um dos meus movimentos e decisões redundarão em meu próprio benefício. O indivíduo cujo espírito se acha em estado de equilíbrio fará sempre o movimento mais apropriado, o que mais lhe convém. Não permitirá que nenhuma impureza erga uma PAREDE ISOLANTE entre a sua personalidade e o seu EU superior, e portanto, em momentos de perigo, será capaz de elevar-se ao plano mais alto. Os seus ouvidos estão abertos à inspiração interior e, como se fora onisciente ou iluminado, agarra-se à única possibilidade que tem de salvar-se do perigo.

Que é o que entendemos por "adequada utilização das nossas energias"?

Enquanto os meus atos forem sempre motivados pelo AMOR impessoal e desinteressado, baseado no EU universal, a minha mente será serena, equilibrada e sadia.

Este, porém, é o requisito preliminar para que eu seja também fisicamente sadio.

A prevenção e a cura da moléstia devem, portanto, principiar na mente. E aqui encontramos o papel importante da correlação entre a MENTE e o *corpo*. A Hatha Ioga baseia o seu sistema em tal correlação e desenvolve, paralelamente, as habilidades individuais e a saúde física.

Desde o princípio, este sistema elimina o erro em que tão penosa e desgraçadamente labora a ciência médica ocidental, a saber, o de curar as *moléstias* ao invés de curar o *paciente!*

Ensina a Hatha Ioga: Visto que *nós mesmos causamos as nossas enfermidades, nós mesmos devemos curar o nosso corpo maltratado!* O mestre — a quem os Iogues indianos chamam "Guru" — ajuda-nos a encontrar a causa, mas *nós devemos recobrar a saúde por nossos próprios esforços*.

Ensina-nos a Hatha Ioga a manter a ordem entre as forças que nos animam o corpo e — no caso de havermos pecado contra a saúde através de um viver contrário às leis da natureza — como podemos restaurar o nosso bem-estar físico. O indivíduo enfermo é um fardo para si e para os companheiros e, portanto, a tese fundamental da Hatha Ioga afirma:

TER SAÚDE É UM DEVER!

IV

O NOSSO GRANDE ERRO: NÃO SABEMOS RESPIRAR!

No sétimo dia da minha estada na Floresta de Chitoor aprendi a maior das verdades da Hatha Ioga. Sete anos depois, entretanto, ao reparar nos hábitos de vida dos meus irmãos europeus, observei que o seu respirar consistia apenas em curtas e pouco profundas inspirações, correspondentes ao mais baixo estádio de vida. A Bíblia nos ensina que o homem que não respirasse seria apenas um punhado de terra inerte, pois Deus o criou de terra e soprou-lhe no rosto o sopro da vida. Graças a ele, isto é, à sua respiração, despertou Adão para a existência.

A filosofia vedantina diz-nos a mesma coisa, quando declara: "Sem respiração não existe vida sobre a Terra."

Vida significa ritmo! — Com o primeiro sopro, integra-se o recém-nascido no ritmo da vida; com o seu inspirar e expirar, entra a sentir o fluxo vital em suas fases alternadamente positivas e negativas, que pulsa dentro em si como corrente alternada. Dessarte, a vida é uma cadeia ininterrupta de sopros rítmicos, para fora e para dentro, até que, com o derradeiro sopro, o homem "expira", isto é, "respira para fora" e fecha o elo final da cadeia.

O corpo carrega consigo os quatro elementos básicos dos antigos, e os alimentos também são correspondentemente diversificados. Expressavam-se da seguinte maneira os nossos antepassados: "Somos feitos de *terra,* de sorte que comemos alimento sólido; fomos amassados com *água* e por isso bebemos líquidos; o espírito sensibiliza a massa inerte, portanto respiremos o *ar;* e com o *fogo* divino o espírito anima o conjunto, de sorte que êste se converte no homem." Ao passo que podemos sobreviver semanas a fio sem alimentos sólidos e vários dias sem água, a vida sem ar só é possível por uns poucos minutos, o que demonstra que a conexão entre a vida e a respiração é a mais estreita e que o respirar constitui, portanto, a função biológica mais importante do organismo. Toda e qualquer atividade do corpo está intimamente ligada à respiração, de capital importância para o nosso estado de saúde, as nossas perspectivas emocionais e até para a nossa longevidade.

De acordo com a filosofia indiana, a cada indivíduo é dado apenas determinado número de respirações para cada encarnação. Aquele que respira açodada e precipitadamente morre mais depressa, porque não pode respirar mais do que o número prescrito de vezes. Por outro lado, aquêle que vive tranqüilamente e respira devagar economiza a reserva de saúde e tem vida longa sobre a terra. A gente do Oriente não se excita com facilidade, porque — muito sabiamente — prefere empregar a existência terrena na busca do progresso espiritual. E abana a cabeça quando vê os seus irmãos do Ocidente encurtarem o divino dom da vida com uma atividade febricitante e, conseqüentemente, um respirar acelerado e superficial.

O homem civilizado não sabe respirar! A nossa existência, contrária às leis da natureza nos modernos apartamentos urbanos e as nossas apertadas condições de vida nas fábricas e escritórios resultaram no esquecimento, de nossa parte, do ritmo respiratório primitivo. A nossa acanhada vida emocional e o contínuo vacilar entre a paixão e o medo nos constringem a garganta, e no mais legítimo sentido da palavra, receamos respirar profundamente. *A maneira pela qual respiram as crianças nesse século vinte é apenas suficiente para o mais simples vegetar.* Mal lhes basta o ofegar a conservá-las vivas. Quão depressa tudo isso se modificaria se todos compreendessem a antiga verdade: *Somente pela consciente regulagem da nossa respiração poderemos conseguir a resistência que nos assegura uma longa vida livre de enfermidades.*

Um respirar negligente e casual encurta-nos a vida, reduz-nos a força vital e nos torna suscetíveis à mais benigna de todas as doenças — o resfriado comum.

O homem primitivo, que vivia em condições naturais, não precisava de que o ensinassem a respirar. A caça, a pesca, a luta contra os elementos, as inclemências do tempo e o constante movimento ao ar livre proporcionavam-lhe abundante exercício natural e obrigavam-no a respirar, instintivamente, bem. Se levássemos uma vida normal, natural, os nossos corpos e os nossos pulmões apresentariam também idêntica reação às influências exteriores, como se dava com o homem primitivo ou como se dá com os africanos nativos.

Basta-nos citar um exemplo, entre milhares. No verão, quando fugimos do calor e buscamos refrigério na água fria ou quando nos surpreende um aguaceiro durante um passeio, qual é a primeira reação do nosso corpo ao estímulo externo? Instintivamente, mesmo contra a vontade, respiramos profundamente! Ou tomemos um banho de chuveiro de manhã cedinho! A água nem precisa estar fria; basta que esteja tépida. Que acontece?

Como se obedecesse a uma ordem primitiva, baixa e sobe incontinenti o peito, enquanto continua o estímulo exterior sobre a pele. Reconheceram os sábios da Índia, milhares de anos antes que se cogitasse sequer da moderna ciência médica, que a pele é um segundo pulmão, pois sem a respiração cutânea não há vida. *Todo estímulo externo que nos atinge a pele — o frio, o calor, o contacto mecânico, etc. — afeta-nos automaticamente o ritmo da respiração pulmonar.*

A respiração profunda, indispensável do ponto de vista da saúde e da energia vital, é-nos assim imposta, inúmeras vezes por dia, pela natureza. Infelizmente, porém, *para o homem civilizado que se apartou do viver natural, só existe um modo pelo qual pode a natureza fazê-lo pensar na saúde — através da doença.* O homem civilizado fecha os poros da pele com roupas pesadas e desnecessárias, inibindo, dessa forma, completamente, uma atividade cutânea mais vigorosa e — em conjunção com os pulmões — o efeito benéfico dos estímulos externos sobre o sistema nervoso vegetativo.

Depois que o ocidental passou a fazer, sistematicamente, ouvidos moucos às advertências da sábia natureza no tocante à saúde, à força e à longevidade, só lhe resta uma forma de influir diretamente sobre os pulmões — através do esporte. Qual é a situação do Ocidente no que respeita ao esporte e à saúde? O citadino do século vinte é obrigado a levar uma vida desnatural, engaiolado. Até quando se levanta da escrivaninha à noite, cansado de um dia inteiro de trabalho, e toma o ônibus ou o metrô a fim de chegar mais cedo a casa, não tem tempo nem vontade para fazer exercícios. É muito possível que essa mesma pessoa, tendo vivido junto à natureza durante a infância ou a mocidade, haja corrido, nadado ou jogado em alguma equipe da sua escola. Pode ter sido até um craque num desporto qualquer. Durante a vida adulta, contudo, só pouquíssimos europeus e americanos praticam esportes com métodos. Exatamente nos anos em que devêramos preocupar-nos ainda mais com manter a saúde e conservar a elasticidade dos músculos, noventa por cento não somos senhores da saúde senão escravos das profissões.

A nossa maneira de viver, que nos obriga a permanecer tanto tempo sentados ou em pé — o que provoca, automaticamente, a ocorrência dos pés chatos — ou ainda debruçados sobre uma secretária, levou o homem moderno a esquecer-se de como sentar, andar, ficar em pé e respirar. O resultado é um peito encovado, ombros estreitos, asma, distúrbios circulatórios, arteriosclerose, diabete e tuberculose — enquanto uma simples geração de respiração adequada bastaria a regenerar a raça! Diz um velho provérbio indiano: "Não é a mesma coisa terem sido varridos todos os cantos da sala ou apenas o centro." Entretanto, o fato de contentar-se o homem moderno com "varrer apenas o meio dos pulmões", é demonstrado pelo exemplo seguinte.

De acordo com a ciência médica ocidental, uma pessoa que trabalha calmamente sentada respira quinze vezes por minuto. Nada obstante, em cada respiração, inala apenas *cerca de meio litro de ar*. Quando respira um pouco mais profundamente, a quantidade de ar que entra e sai dos pulmões é de cerca de *1 litro e meio,* e mais *1 litro e meio* de "ar de reserva" passa pelos pulmões quando aprofundamos ainda mais a respiração. Os pulmões de um adulto têm, assim, perto de 3 litros e meio de "volume ativo", o que é confirmado pelo fato de conterem os pulmões dos cadáveres, conforme se demonstrou,

1 litro e meio de "ar residual". Que quer dizer tudo isto? Nem mais nem menos que um ocidental, que leva uma vida sedentária, utiliza apenas a décima parte da capacidade pulmonar, que é de uns cinco litros, mais ou menos.

Durante um passeio normal, essa quantidade aumenta duas vezes e meia a capacidade dos pulmões; quando escalamos uma montanha, aumenta dez vezes e, quando nadamos, aumenta vinte vezes.

Há milênios que os sábios da Índia e do Oriente reconheceram os surpreendentes resultados de uma respiração controlada na manutenção da saúde e na prevenção das doenças. Eis aí por que converteram, praticamente, em cerimônias religiosas os exercícios de respiração profunda combinados com posturas físicas contemplativas. Pretendiam que tais exercícios fossem diligentemente praticados pelas massas todos os dias.

Em nossa época, porém, a Hatha Ioga na Índia já foi afastada do mágico império do misticismo. Com a ajuda financeira de *Sir* Natawarsinhaji Bahadur Marajá e Rana Sahib de Porbandar, fundou-se um laboratório de pesquisas na cidade de Lonavla, em Poona, onde os exercícios físicos de Ioga são testados com os mais modernos instrumentos científicos, e os assombrosos resultados são confirmados pela observação médica. Mas antes de procurarmos saber em que consiste realmente o método de respiração iogue, gostaríamos de discutir por que é tão extraordinariamente importante a respiração adequada, e assim chegamos à pergunta:

V

QUE É PRANA?

FAZ MILHARES de anos que os iluminados sábios do Oriente ensinaram que todas as fôrças e energias ativas do universo têm alguma causa interior, um coração, um princípio — uma condição primeva de que procedem tôda a vida, todo movimento e tôda a atividade. Essa força potencial em seu estado original chama-se "prana". Antes de iniciar-se o ciclo criador, jaz o prana adormecido no absoluto como o espírito ou a idéia de todas as forças.

Isso nos traz incontinenti à lembrança o começo do Evangelho segundo São João: "No princípio era o Verbo, e o Verbo estava com Deus, e o Verbo era Deus. Ele estava no princípio com Deus. Todas as cousas foram feitas por intermédio dêle, e sem ele nada do que foi feito se fez. A vida estava nele, e a vida era a luz dos homens." O "Verbo" da Bíblia e o "prana" do oriental representam um mesmo e único conceito. Só diferem no nome.

O início da criação significa que o prana "desperta", começa a atuar, e que dele provêm tôdas as castas de forças. Semelhantemente, toda matéria procede de uma substância original. Em estado latente, essa substância original é a idéia ou o espírito da substância. A filosofia oriental chama-lhe *akasha*. No início da criação, o prana começa a atuar sobre o *akasha,* afeiçoando e modelando, e assim se produz um semnúmero de variedades de força e substância. Em cada forma de vida está presente o prana como força viva que serve de ajudar o Ser, que tudo vitaliza, a expandir-se no plano material.

Toda força se baseia no prana; a força da gravidade, de atração, de repulsão, de eletricidade, da radioatividade — sem prana não há vida, pois o prana é a alma de toda força e de toda energia. Este princípio fundamental encontra-se em tôdas as partes do mundo. Está no ar, mas não é ar; está no alimento, mas não é alimento; é a força da vitamina; acha-se também contido na água, mas não é idêntico a nenhum dos elementos químicos da água, que são apenas veículos do prana.

O ar está cheio de prana em estado livre, e o organismo humano pode facilmente absorvê-lo pela respiração. Ao respirarmos normalmente fazemos provisão de quantidades normais de prana. Através da respiração profunda a provisão aumenta, e *através da respiração controlada iogue podemos armazenar uma quantidade substancial de prana de reserva no cérebro e nos centros nervosos* para ser usada em caso de necessidade. Há pessoas que, subitamente divorciadas da rotina cotidiana em razão de alguma emergência física ou mental muito grande, não sucumbem sob o fardo insólito, mas realizam façanhas surpreendentes de resistência. Tais pessoas, inconscientemente, possuem a habilidade de armazenar reservas de prana. Diz-se que têm "grande vitalidade". Essa "vitalidade" outra coisa não é senão uma reserva de prana.

No que toca à teoria do prana, talvez nos baste dizer que não está em desacordo com os pontos de vista adotados pela ciência natural ocidental. Acreditam também os cientistas ocidentais que todo o universo está cheio de "éter". Entretanto, a natureza desse éter — que efetivamente corresponde ao prana — é assunto que a ciência ocidental ainda não resolveu de maneira satisfatória. Baste-nos pensar nos raios cósmicos, emanações que estão constantemente chegando à nossa terra depois de percorrerem distâncias de muitos anos-luz. No vivificante esplendor dessas radiações, de um comprimento de onda infinitamente pequeno, vivemos e florescemos nós como um verde renovo ao sol primaveril.

O nosso corpo, que consiste em miríades de moléculas e átomos também está impregnado de éter — de prana. Onde quer que haja vida ou movimento no universo, desde o mais ínfimo dos animais até aos maiores sistemas solares, seria tudo matéria inanimada se não fosse o prana. Esse maravilhoso princípio vital é mãe e origem de todas as forças mentais, químicas e físicas. De acordo com a filosofia vedântica, é o prana a mais profunda inteligência das "forças naturais" e suas formas de manifestação. Invisível, incomensurável e indestrutível — como tôda energia — embora não se identifique com a força de atração molecular, sendo muito mais sutil do que ela, o prana é a força vital cósmica, e a sua influência se faz sentir em toda e qualquer vibração sôbre a terra. As pequenas sementes germinam na primavera; a vida principia nas moléculas da célula, no protoplasma. A célula viva, contudo, não somente manifesta vitalidade senão também inteligência. De acôrdo com a Ioga, existe uma afinidade eletiva entre o prana e a mente, uma relação semelhante à que existe entre cavalo e cavaleiro. O organismo animal, com efeito, mais não é do que a forma e o mecanismo em que se manifesta a força mental. A mente que deseja manifestar-se no plano material desenvolve os órgãos adequados com o auxílio do prana e forja um corpo material vivo, que corresponde à sua finalidade na Terra. O prana, dessarte, é a vibração vital que enche o universo.

De todo o prana universal que enche o universo, o prana ativo em nossa mente, nosso cérebro e nosso corpo é o mais próximo de nós. Só nos achamos em harmonia com o oceano universal de prana quando somos capazes de guiar a onda de prana que nos anima o corpo material, ou torná-la subserviente à nossa vontade. O senhor absoluto e a força controladora do prana é o pensamento, chave com que podemos abrir ou fechar a porta da VIDA diante de nós. Se houvermos perdido a saúde forjando pensamentos iníquos, podemos recuperá-la forjando intencionalmente pensamentos justos. (Veja também o capítulo: "O Poder Construtivo da Consciência".)

Os resultados aparentemente maravilhosos do hipnotismo tornam-se compreensíveis se apreendermos a conexão entre o pensamento e o prana. O hipnotizador *recolhe e controla* o prana do meio com o ar de pensamentos formulados. Os Iogues indianos, todavia, não se utilizam desse poder que possuem; pois acreditam que *ninguém tem o direito de intervir no Eu e na liberdade de ação de outra pessoa*. Também não empregam o hipnotismo com propósitos curativos, porque os efeitos não são permanentes. Se a pessoa que tiver sido curada por intervenção de outra continuar cometendo o mesmo erro mental anterior, e continuar pensando maus pensamentos, sofrerá novo e mais vigoroso ataque da moléstia. Os Hatha Iogues ensinam aos discípulos como *controlarem e armazenarem o prana por si mesmos* — isto é, ensinam-lhes a auto-sugestão — de sorte que não fiquem na dependência de ajuda alheia mas, pelo contrário, saibam resistir a todas as influências exteriores.

O propósito da Ioga consiste em libertar e desenvolver os valores em todo ser humano, a fim de estimular os imensos tesouros mentais e espirituais adormecidos em cada indivíduo — suprimidos por efeito de uma educação errada, de falsas opiniões, de pusilanimidade, de falta de confiança em si próprio, de inibições e medos. Assim, através da Ioga, pode cada qual aliviar a alma e cobrar confiança em si e — como direta conseqüência disso — recuperar a saúde física. A verdadeira cura só ocorre quando a saúde não fica à mercê de influências exteriores ou da simples medicação; os poderes curativos hão de ser despertados *dentro do próprio paciente!*

Se quisermos estar bem precisamos, primeiro que tudo, *acreditar* na saúde. Se acreditarmos numa coisa, lutaremos por ela! Imaginemo-nos absolutamente são! O indivíduo negativo, de mente doentia, é sempre um hipocondríaco e faz exatamente o contrário. Imagina-se e acredita-se continuamente doente. Não é muito para admirar que se produzam anomalias de tôda a sorte até que ele, afinal, caia realmente enfêrmo. Lutemos pela saúde! Demo-nos ao trabalho de fazer por ela alguma coisa! Assim como gastamos algum tempo para lavar-nos todos os dias, gastemos também dez minutos ou meia hora a fim de dar ao corpo o de que ele necessita absolutamente para realizar o seu duro labor. Simultâneamente com o *pão* cotidiano, demos ao corpo a cotidiana *fôrça* de que êle precisa para digerir o pão.

Essa fôrça é o prana!

A mais óbvia manifestação de prana no corpo humano é o obrigar-nos êle a respirar. Disso resulta o movimento dos pulmões. Se quisermos conhecer melhor o prana e aprender conscientemente a armazená-lo em maiores quantidades nos centros nervosos, a nossa primeira tarefa consiste em controlar os movimentos dos pulmões, a saber, a respiração. Deixamos de respirar a esmo, irregular e inconscientemente, e aprendemos a tomar conscientemente cada respiração, com a mente concentrada, conduzindo o prana absorvido aos centros nervosos que servem de áreas de armazenagem. A prática consciente de controlar o prana através da concentração e da respiração regulada denomina-se pranaiama. O pranaiama é a base mais importante do sistema da Hatha Ioga. O prana é o combustível dos pulmões e de todo o corpo humano. Se, em virtude de uma lesão ou de uma moléstia resultante de um viver desregrado, o corpo se torna incapaz de absorvê-lo, desliga-se a poderosa corrente vital, exatamente como a corrente de um transmissor cessa de fluir por um aparelho de rádio estragado. Continua presente no universo, mas já não pode manifestar-se. Depois do que ficou dito, justifica-se o dizermos, ainda que o façamos em termos europeus, que sem prana — chamemos-lhe éter, radiação cósmica ou qualquer outro nome — não há vida sobre a Terra.

Podemos muito fàcilmente prevenir as enfermidades e, conseqüentemente, aumentar e manter a força vital se dermos ao organismo maiores quantidades de prana. A Hatha Ioga e o pranaiama que ela nos ensina não devem ser considerados no Ocidente como teoria carregada de truques orientais. O pranaiama merece, sem dúvida alguma, séria atenção dos médicos do Ocidente.

VI

A RESPIRAÇÃO COMPLETA

A PRIMEIRA e a mais importante das regras da boa respiração é: Respire pelo nariz! Pasmamos de que o homem civilizado, que passa metade da vida adquirindo uma educação, ainda não tenha aprendido a mais elementar das regras de saúde. Se conhecêssemos os perigos que se evitam ao respirar pelo nariz, não seríamos tão negligentes. De acordo com a minha própria observação, a maioria das pessoas no Ocidente respira pela boca — sobretudo ao falar. Também não presta a mais mínima atenção à respiração pelo nariz enquanto está dormindo. Confrange-se-me o coração ao ver criancinhas respirando pela boca, ao passo que os pais, aliás inteligentes e cultos, não fazem o menor esforço para extirpar-lhes o mau hábito. O resultado é que a glândula tiróide da criança não se desenvolve e retarda-se-lhe o desenvolvimento mental. A criança corre até o risco de vir a ser imbecil. Ao mesmo tempo, as amígdalas se ingurgitam e — consoante o costume ocidental — são cortadas por uma operação. Com a respiração adequada nada disso seria necessário. A criança não respira pela boca por ter as amígdalas enfartadas, mas estas se enfartam porque a criança respira pela boca. Se lhe ensinarmos a maneira correta de respirar, a par de apropriados exercícios de Ioga, as amígdalas ingurgitadas podem ser reduzidas ao tamanho normal.

A porta por onde deve passar o ar é o nariz! Equipou-o a natureza de todos os mecanismos necessários de defesa, de sorte que nem as impurezas, nem o ar excessivamente frio, nem os gases venenosos podem entrar no corpo. À entrada do nariz, uma joeirazinha de pelos impede a passagem da poeira, pequeninos insetos e outras coisas que poderiam prejudicar os pulmões. Segue-se um longo e sinuoso corredor forrado de membranas mucosas onde se aquece o ar excessivamente frio e onde se precipitam as partículas de pó que, por muito finas, hajam transposto a joeira de pelos. Esse pó é facilmente removível mediante a expulsão vigorosa do ar pelo nariz — que nos liberta instantaneamente de milhões de bacilos. Em seguida, dentro do nariz, temos outra turma de guarda-portões, as glândulas que combatem quaisquer bacilos que tenham chegado até lá, auxiliadas pelos órgãos do olfato, notáveis instrumentos que fazem soar de pronto o alarma sempre que nos ameaçam a saúde com gases peçonhentos as substâncias em vias de fermentação ou putrefação.

A principal missão dos órgãos olfativos — assunto completamente desconhecido no Ocidente — é a *absorção do prana do ar*. Os órgãos do olfato e a superfície olfativa não constituem apenas um mecanismo de sinalização de cheiros ou perfumes, senão também a válvula de admissão do prana. Se alguém pusesse em dúvida a veracidade dessa afirmativa, uma simples experiência bastaria a convencê-lo. Cada qual pode fazê-la sozinho. Quando realizamos uma excursão por altas montanhas ou pela praia onde o prana é abundante (diz-se, no Ocidente, que o ar é rico de "ozona"), respiramos profundamente e, logo, sentimos um grande "alce" restaurador, que nos aumenta as forças. Respiremos, depois, a mesma quantidade de ar pela boca, e já não sentiremos o mesmo efeito. O ar absorvido oralmente é insípido e desenxabido — falta-lhe o cheiro de ozona, o prana. E, no entanto, estamos respirando o mesmo ar. Quando apanhamos um forte resfriado e não podemos respirar pelo nariz, perdemos rapidamente as forças, pela falta que nos faz a quantidade de prana normalmente absorvida pelo nariz! Muitas pessoas padecem de transtornos cardíacos quando apanham um resfriado violento. A razão é a deficiência de prana.

Não existe na boca um órgão de absorção do prana. Só se absorvem as substâncias químicas do ar. É óbvio, por conseguinte, que, se uma pessoa respirar pela boca durante longo período de tempo acabará sofrendo de uma séria deficiência de prana. Enfraquece, as suas glândulas passam a funcionar mal, retardam-se os processos vitais, cai-lhe o corpo todo num estado negativo, e de tal forma diminui a sua resistência que ela se vê indefesa contra qualquer espécie de enfermidade. E o que é pior, respirando pela boca, abre mão do filtro de germes do nariz, colocando-se, dessa maneira, completamente à mercê de moléstias infecciosas cujos agentes patogênicos lhe penetram os pulmões pelo ar.

O nariz nos protege contra as bactérias do ar.

A boca carece dos elementos de defesa do nariz. A tarefa da boca consiste, em parte, em proteger o corpo de outros tipos de bactérias, mas principalmente em defender o esôfago, em avisar-nos, em deter e expelir sementes, espinhas de peixe e substâncias tóxicas de sabor duvidoso, a fim de que tais coisas não alcancem o estômago. A tarefa de filtrar o ar corresponde ao nariz. Efetivamente, a boca também é capaz de absorver os componentes químicos do ar. Entretanto, esta sábia precaução da natureza visa apenas à nossa proteção no caso de estarem bloqueadas as fossas nasais em resultado de doença ou de acidente, de modo que a vida possa continuar sem interrupção durante o período da cura. Aliás, o nariz também é capaz de executar a tarefa da boca; em caso de emergência, uma pessoa pode ser alimentada através do nariz. Mas um indivíduo sadio jamais pensaria sequer em ingerir a comida pelo nariz. Por que, então, há de respirar pela boca?

Cada órgão deveria servir ao seu verdadeiro propósito.

A condição fundamental para a preservação da nossa saúde é acostumarmos cada um dos nossos órgãos a executar perfeitamente a sua tarefa. Respiremos pelo nariz — sempre! Isso nos dará uma suprema proteção contra as moléstias infecciosas. A abundante absorção de prana pelo nariz proporcionará ao nosso corpo, com a ajuda dos pulmões, completo suprimento de energia, a qual, em primeiro lugar, nos reforçará o coração, encarregado de bombear o sangue e enviar o prana, por meio da corrente sanguínea, aos mais finos vasos capilares. Dessarte, a respiração pelo nariz influi na atividade cerebral. Também nos protege contra as enfermidades, uma vez que a resistência das membranas mucosas e das glândulas é aumentada pelo suprimento adicional de prana, o que explica o caso de inúmeros pacientes que sofrem de debilidade geral; assim que se acostumam a respirar pelo nariz, recobram quase milagrosamente as forças, encontram na vida um prazer maior e vêem-se, num abrir e fechar de olhos, totalmente curados da debilidade e fadiga crônicas.

Se as crianças aprendessem na escola a respirar pelo nariz seria possível criar uma nova geração, mais robusta e mais inteligente!

A base e o princípio de todos os exercícios respiratórios é a chamada respiração completa iogue, que consiste numa síntese dos três processos de respiração: 1. respiração abdominal, 2. respiração média, 3. respiração superior. Para compreender a respiração completa iogue, devemos compreender primeiro as três partes.

Consideremos primeiro a respiração superior ou superficial, que no Ocidente se denomina clavicular. Cerca de noventa por cento das mulheres européias respiram dessa maneira. Logo veremos por quê. Nesse tipo de respiração, que só eleva as costelas, os ombros e as clavículas, utiliza-se apenas a parte superior dos pulmões. E como esta é a parte menor, só uma quantidade muito pequena de ar chega aos pulmões. Visto que se eleva o diafragma, os pulmões não podem expandir-se para baixo. Basta o mais elementar conhecimento de Anatomia para convencer quem quer que seja de que a respiração clavicular exige o máximo de energia para um mínimo de resultado. *A maioria dos transtornos das cordas vocais e dos órgãos respiratórios resulta da respiração deficiente.* Esta é a maneira mais fácil de apanhar um resfriado ou adquirir o hábito de respirar pela boca.

O fato de praticar a maioria das mulheres, inconscientemente, a respiração superficial — sem ter a mais mínima idéia de o estar fazendo — não decorre de nenhuma diferença anatômica entre o tórax masculino e o feminino. A verdadeira causa é que, para conservarem a linha, as mulheres se cingem com espartilhos, cintas e faixas de efeito pernicioso, pois impedem a respiração abdominal, estorvam a circulação do sangue e dos humores e dificultam o funcionamento dos órgãos abdominais. Essa situação é agravada pelo modo desnatural como vivem as mulheres e por exigirem as atividades femininas — tais como a costura, os trabalhos manuais, o jôgo de bridge, etc., para não mencionar a datilografia — que elas trabalhem encurvadas. Se nos debruçarmos durante uma ou duas horas sôbre uma máquina de escrever ou um trabalho manual qualquer, só nos será possível praticar a respiração superior. Comprimidas em ângulo agudo sobre o diafragma, as costelas inferiores impedem que o ar flua para baixo.

Mas a respiração defeituosa não constitui privilégio das mulheres. Entre cantores, clérigos, advogados e oradores há muitos cuja respiração é completamente inconveniente, não só em razão do nosso próprio modo civilizado de viver, mas também da lei biológica segundo a qual todo cidadão moderno, que vive em desacôrdo com as leis da natureza, resvala imediatamente para a respiração superficial logo que a profissão lhe exija um esforço muito grande dos pulmões.

Depois de quanto ficou dito, se alguém ainda conserva a menor dúvida sôbre os perniciosos efeitos e o reprovável costume da respiração superficial, posso dar-lhe o seguinte conselho. Em pé, em posição de sentido, com as mãos coladas ao corpo, levante um pouquinho os ombros e respire profundamente. Em seguida, atire a cabeça para trás e deixe cair os ombros: logo verá que *pode aspirar ainda mais* — pelo menos outro tanto.

Segunda experiência. Sentemo-nos à mesa de trabalho, um pouco inclinados para a frente, exatamente como o fazemos quando estamos trabalhando. A respiração voltará a ser superficial, pois os ombros estão em posição desnaturalmente alta.

Isso explica por que um número cada vez maior de homens que vivem em grandes cidades está trocando a respiração inferior pela superior.

Consideremos agora o segundo sistema de respiração desnatural do Ocidente, cognominada de média — ou, como lhe chamam os médicos europeus — intercostal. A maioria das pessoas que não leva vida sedentária respira dessa maneira. A respiração média é um pouco melhor do que a superior, pois envolve pelo menos algo da respiração abdominal e, ao invés de encher de ar a parte superior do pulmão, enche-lhe a parte média. Esta é a maneira por que respira a maioria dos homens quando em pé ou sentados — especialmente numa sala de ar viciado, no cinema, no teatro ou num aposento de janelas fechadas. À natureza repugna, por instinto, o deixar-nos respirar profundamente um ar impuro, de sorte que recorremos a uma rápida respiração intercostal. Observemo-nos da próxima vez em que estivermos no cinema.

A natureza nunca abandona de todo a respiração profunda. Até a pessoa que leva, na cidade, a vida mais desnatural não raro respira profundamente, de maneira espasmódica e convulsiva, sobretudo quando se pilha ao ar livre. *Trata-se de um desesperado movimento reflexo, semelhante ao bocejar, realizado pelos pulmões ocidentais, tolhidos e famintos de ar.*

A *respiração abdominal* também se chama respiração profunda ou respiração diafragmática. A maioria dos homens respira dessa maneira quando se deita ou descansa. É o tipo de respiração recomendado pelos higienistas europeus e americanos, embora seja, na realidade, apenas *uma parte* da respiração iogue completa. A respiração abdominal é a modalidade adotada pelos americanos e europeus fisicamente fortes e desejosos de preservar a saúde. A maioria dos homens pode praticá-la porque não usa espartilhos, nem cintas, nem peça alguma de vestuário que lhes comprima qualquer parte do corpo, e os seus pulmões são, assim, menos maltratados pelas convenções da vida civilizada. Cumpre frisar, entretanto, que a mais pura forma de respiração abdominal só se encontra entre homens robustos e sadios, soldados, atletas, lavradores e pastores das montanhas.

A razão por que esse modo de respirar é chamado abdominal ou diafragmático salta aos olhos quando consideramos a localização do diafragma. Como há outros casos em que o diafragma desempenha papel importante no pranaiama dos iogues, será proveitoso familiarizar-nos com as suas funções. Trata-se de uma vigorosa parede muscular que separa o tórax do abdome. Em repouso, está curvada para cima, na direção da cavidade torácica. Em funcionamento, achata-se cada vez mais, comprimindo para baixo os órgãos abdominais e empurrando o abdome para fora.

Na respiração superficial, enche-se de ar a parte superior dos pulmões; na respiração média, só a parte média e uma porçãozinha da parte superior; e na respiração profunda, a totalidade da parte inferior e da parte média. Daí que esse tipo de respiração seja melhor do que as duas formas que acabamos de estudar.

De quanto ficou dito se depreende, òbviamente, que o método mais perfeito de respiração é aquele que enche igualmente a parte inferior, a parte média e a parte superior dos pulmões, ministrando ao organismo a máxima quantidade possível de oxigênio e prana. Esse método é o antigo método iogue de respiração que descreveremos mais pormenorizadamente.

A respiração iogue perfeita e completa encerra todas as vantagens das respirações abdominal, média e superior, e nenhuma das suas desvantagens. Coloca em ação todo o sistema respiratório — cada uma de suas células e cada um de seus músculos. A cavidade torácica pode, finalmente, expandir-se até alcançar o volume normal, natural, e o rendimento dos pulmões pode também ser aumentado pela enérgica atividade dos músculos costais. O diafragma, outrossim, funciona com regularidade e propicia um efeito biológico surpreendentemente benéfico pelas suaves massagens que ministra aos órgãos abdominais. Isto será, aliás, ventilado com maiores minúcias em capítulo posterior.

A respiração iogue completa é a base mais simples e necessária de toda a respiração iogue. Claro está que será óbvio recomendar que comecemos gradualmente e evitemos o cansaço no princípio. Uma dose exagerada do que quer que seja é perigosíssima para a saúde, e isto vale também para a prática intermitente e desordenada do pranaiama. Lembre-se o leitor do meu próprio exemplo depois que li o primeiro livro sobre Hatha Ioga e, logo, com extraordinário entusiasmo, abri a fazer exercícios iogues atabalhoadamente, horas a fio. *"Siga o aluno o seu caminho com paciência"*, reza um provérbio indiano, *"para que os alicerces e o edifício construído muito precipitadamente não desabem à sua volta."*

O exercício básico da respiração completa iogue é o seguinte:

Em pé e em posição de descanso (Figura 1), expiramos vigorosamente e, em seguida, inspiramos, compondo-se a nossa inspiração de três fases ligadas entre si: I. *Movimentando o diafragma, empurramos lentamente o abdome para fora*. Isto é, arqueamos o abdome para fora sem inspirar conscientemente. Ao executá-lo, *fazemos o surpreendente descobrimento de que, mediante a simples expansão do abdome, obrigamos o ar a fluir para a parte inferior dos pulmões*. É uma boa idéia — pelo menos no princípio — colocar as palmas das mãos sobre o abdome a fim de notar-lhe o movimento. Os homens verificarão que essa primeira fase da respiração iogue, isto é, a respiração inferior ou abdominal, não é difícil; pois todo homem sadio pratica a respiração abdominal. Pasmei, porém, de verificar que a metade pelo menos das mulheres européias que não praticam esportes nem fazem exercícios é totalmente incapaz de respirar com o abdome (diafragma). Imploro às minhas leitoras que não prossigam a leitura enquanto não tiverem aprendido, empregando toda a concentração e toda a força de vontade, a executar a respiração abdominal sem esforço e sem qualquer dificuldade especial. Verifiquei, entre os meus alunos na Índia e na Europa, que, dos cinqüenta por cento das mulheres que só sabem respirar com a parte superior dos pulmões e são, portanto, incapazes de praticar a respiração abdominal nas primeiras tentativas, quase tôdas — as exceções são raras — sofrem de distúrbios digestivos, transtornos gástricos, constipação crônica ou várias desordens ginecológicas. O abdome delas é completamente sem vida, tão "inanimado" quanto se fora um objeto estranho ao invés de ser parte do corpo.

Na segunda fase da respiração expandimos as costelas inferiores e a parte média do tórax, de sorte que, a pouco e pouco, *penetre o ar na parte média dos pulmões*. Essa fase corresponde à respiração média.

O terceiro tempo da inspiração consiste em arquear para fora completamente o tórax. Com esse movimento absorvemos toda a quantidade de ar que ainda cabe nos pulmões dilatados. Nesta última fase, contraímos o abdome de modo que possa servir de apoio para os pulmões e, ao mesmo tempo, possam os lobos superiores dos pulmões encher-se totalmente de ar. O último tempo representa, assim, uma completa respiração superior.

À primeira vista se dirá que a respiração iogue consiste num movimento de três tempos. Entretanto, isto só é verdadeiro teoricamente, pois, ao executarmos a respiração, passamos de um movimento ao seguinte sem qualquer intervalo ou interrupção. Observada de perfil, a respiração iogue perfeita parece ser um lento movimento ondulado que começa no abdome e sobe pelo tórax. Com um pouco de prática, somos capazes de inspirar com uniformidade, executando suavemente a transição de uma fase para outra.

Feito isso, principiamos a expirar devagar pelo nariz de modo que forcemos o ar a sair na mesma seqüência com que entrou. Primeiro, contraímos a parede externa do abdome, pressionando as costelas exteriores e, por fim, abaixamos as clavículas e os ombros. Ao expirar, contraímos de tal maneira os músculos abdominais e intercostais que fica nos pulmões uma quantidade mínima de ar. Claro está que não devemos realizar um esfôrço excessivo.

Meia hora antes de cada uma das três refeições principais praticamos a forma mais simples de pranaiama, pelo menos um minuto no primeiro dia. Em cada dia, nos cinco dias que se seguirem, aumentamos a dose de um minuto. Só depois disso podemos começar as outras variações da respiração iogue, pois o exercício acima descrito é o ABC de todo progresso ulterior.

Examinemos o efeito da perfeita respiração iogue — as vantagens da respiração inferior, média e superior perfeitamente combinadas — como consta dos ensinamentos dos sábios da Índia e dos resultados experimentais obtidos pelo Laboratório de Pesquisa de Ioga Hindu em Lonavla.

De acordo com o Ioga, a prática diária da forma mais simples de pranaiama imuniza a pessoa contra a tuberculose e outros distúrbios pulmonares. Quem faz sistematicamente os exercícios respiratórios iogues não apanhará resfriados nem bronquites. Pois que é, afinal de contas, a tuberculose? — *Uma diminuição de vitalidade* resultante da insuficiência de ar, isto é, da respiração defeituosa. A redução da força vital diminui a resistência do organismo e propicia um meio favorável de cultura aos germes infecciosos. Bons e sadios tecidos pulmonares *resistem* às bactérias. Só poderemos ter pulmões sadios se soubermos *utilizá-los* adequadamente.

As pessoas tuberculosas têm, geralmente, o peito estreito. Na maioria dos casos, o desenvolvimento imperfeito procede de uma atitude mental incorreta. As pessoas que sofrem de complexos de inferioridade e medo costumam empurrar os ombros para frente e para cima e comprimir o tórax. Não é infreqüente observarmos esse mau hábito nas crianças. Resultado: assim comprimidos, os pulmões mal podem respirar. Ora, faltando ao tórax a expansão adequada, os pulmões não se desenvolvem convenientemente. O impróprio suprimento de ar gera permanente escassez de oxigênio e de prana no sangue. Hoje sabemos que um corpo enfraquecido, em estado negativo, é magnífico viveiro para os bacilos da tuberculose. Além disso, devemos lembrar-nos do seguinte: as pessoas que sofrem de complexos de inferioridade são infelizes e, por via de regra, buscam uma evasão no sexo. Sabido é que as crianças reprimidas pelos irmãos e que se julgam malquistas dos pais, recorrem à prática perigosa da masturbação. Entretanto, a excessiva sexualidade excita todo o sistema glandular com inclusão do nódulo linfático hilário; forma-se catarro nos pulmões e os bacilos da tuberculose vêem diante de si uma estrada livre. Por aí se observa a perniciosa reação em cadeia que podem precipitar uma atitude mental negativa e uma respiração inadequada.

Em muitos casos, obtém-se a cura completa em pouco tempo se o paciente perder o hábito da respiração superficial e começar a respirar profunda e completamente. A respiração profunda modifica-lhe também a atitude mental — pois como há de ser medrosa uma pessoa que tem o peito largo e bem desenvolvido e respira lenta e profundamente?

Os pulmões bem arejados transmitem mais oxigênio e prana ao corpo, a circulação faz-se mais vigorosa, o corpo todo se reconforta, respira fundo, fortifica-se, desaparecem as doenças.

Os bacilos da tuberculose não se multiplicam em pulmões inteiramente arejados e carregados de sangue sadio. (Veja o Capítulo III.)

Segundo os ensinamentos iogues, a qualidade do sangue depende, na maior parte, do oxigênio e do prana absorvidos pelos pulmões. Se ele contiver pouco prana e pouco oxigênio, a sua qualidade é má. Nesse caso, enche-se de toxinas e resíduos inadequadamente eliminados, e todo o corpo se carrega de impurezas. Não apenas o organismo, mas cada órgão de per si, sofre a influência da má qualidade do sangue. O estômago e os órgãos digestivos geralmente padecem muito à conta da respiração inadequada. O alimento retira oxigênio do sangue, visto que, antes de se iniciarem a digestão e a assimilação, faz-se mister um processo de oxidação. Entretanto, se a assimilação não for normal, o organismo não terá alimentação suficiente, decairá a força física e diminuirá a vitalidade.

Todos esses males podem ser obviados por uma respiração correta. Não somente os pulmões e o estômago são afetados pela respiração inadequada, senão todo o sistema nervoso, o cérebro, a medula, os centros nervosos — os próprios nervos — visto que não recebem doses suficientes de prana e oxigênio fresco.

O diafragma que funciona naturalmente durante a respiração iogue executa pequena pressão sobre o fígado, o estômago e os órgãos digestivos, e essa pressão, como resultado do ritmo da respiração pulmonar, transforma-se em delicada massagem que favorece o funcionamento natural dos órgãos internos. Resultado: cada respiração tem efeito sobre os órgãos abdominais, estimulando a circulação do sangue nesses órgãos e aumentando o metabolismo. A benéfica massagem interior não se verifica quando respiram apenas as partes superior e média dos pulmões.

Os entusiásticos pioneiros dos sistemas ocidentais de educação física não deveriam esquecer-se de *que o exercitar os músculos externos não é tudo. Os órgãos internos também necessitam de exercício.* A isso provê a natureza mediante a respiração correta. A ginástica, a luta, a esgrima e outros desportos semelhantes proporcionam condições mais favoráveis aos órgãos internos do que as que estes obteriam num organismo frouxo, mas à falta de exercícios respiratórios, nenhum desporto exercerá jamais efeito tão favorável sobre o organismo quanto a massagem natural do pranaiama rítmico.

A esta altura, poderá perguntar alguém por que é tão importante a respiração profunda. Por que haveremos de fazer exercícios respiratórios quando podemos obter o mesmíssimo efeito através dos esportes? Quando corremos, esgrimimos, remamos ou jogamos tênis, os pulmões funcionam em regime de pleno rendimento; somos automaticamente forçados a respirar profundamente e assim, de maneira indireta, alcançamos os benéficos efeitos da respiração iogue!

Isto, contudo, não é exato. No decorrer dos esportes vigorosos, trabalham de fato os pulmões em regime de pleno rendimento, *mas de maneira não sistematizada, com movimentos espasmódicos e desordenados e a maior quantidade de oxigênio absorvido é imediatamente consumida em conseqüência da perda constante de energia*. Sem ritmo não há vida. Das vibrações dos átomos até ao nascer do sol ou aos batimentos do coração, tudo neste mundo é dominado pelo ritmo. Daí que o contínuo exercício rítmico da respiração iogue, já nos exercícios descansados, já nos que requerem algum esforço físico, exerça efeito muitíssimo maior e mais benéfico sôbre todos os órgãos do que a prática de esportes pelo simples amor do esporte.

Impende acrescentar que os desportos ocidentais são dinâmicos, ativos, ao passo que os exercícios físicos da Hatha Ioga são passivos. *Nos esportes ativos gastamos as nossas forças e depois somos obrigados a deitar-nos para descansar*. Na passividade dos exercícios da Ioga, entretanto, *recolhemos gigantesca quantidade de energia que armazenamos dentro de nós*. É como construir uma represa num rio. Armazena-se a força, que nos dá imensas reservas de poder.

Com os exercícios da Hatha Ioga construímos, em nossa passividade, uma represa no rio da vida e armazenamos as forças disciplinadas. Assim, por mais cansados que estejamos ao regressar do trabalho, executamos com facilidade os passivos exercícios da Hatha Ioga, que não provocam fadiga adicional. Pelo contrário, depois de fazê-los nos sentimos notavelmente restaurados. Sabe-o, com certeza, quem quer que os haja experimentado!...

O milagroso efeito da *respiração retida pode também, em parte, explicar-se dessa maneira*. Notará o leitor que, ao fazer exercícios respiratórios do pranaiama descritos na Parte Prática deste livro, os hindus sempre *os combinam com a retenção do fôlego por períodos mais curtos ou mais longos, o que representa, na verdade, um controle respiratório de efeito biológico dos mais surpreendentes sobre o organismo*. Quando criança, provavelmente, cada um de nós, por curiosidade ou "só por brincadeira", tentou reter o fôlego, talvez em competência com outras crianças para ver quem agüentava mais tempo. Adulto, porém, tem o ocidental receio instintivo de uma coisa dessas, convencido de que "tais experiências tolas e desnecessárias" só podem prejudicá-lo. É até possível — quem sabe? — que lhe estoure um vaso sanguíneo dos pulmões, ou que venha a sofrer um insulto apoplético por falta de ar. Como é infantil, na realidade, essa idéia! Basta-nos pensar no homem primitivo ou nas tribos selvagens que vivem ao ar livre que Deus lhes deu.

Deixando de parte, por um momento, a respiração cutânea natural a que já aludimos, em que todo estímulo externo obriga os pulmões a reagirem involuntariamente com uma profunda inspiração e uma convulsiva e desordenada retenção do fôlego, consideremos o desportista ou a pessoa que executa violentos exercícios físicos. Durante tais exercícios, não pode respirar de contínuo, ainda que lhe suba e desça vertiginosamente o tórax, em resultado do trabalho muscular. Durante uma atividade física vigorosa, a fim de dar ao organismo um tempo correspondentemente maior para absorver e distribuir o oxigênio e a energia prânica adicionais, a própria natureza faz respirar o corpo de maneira intermitente, até durante os grandes esforços e o extraordinário consumo de energia.

Se observarmos um arremessador de dardo ou de disco, um esgrimista ou um jogador de tênis, veremos que, no instante em que antecede o supremo esforço do movimento decisivo, o atleta retém o fôlego e, não raro, faz toda uma série de movimentos antes de expirar. Quanto maior o trabalho muscular ou a fôrça que tem de fazer, tanto mais profunda será a inspiração precedente e tanto mais longamente reterá êle o fôlego. Numa corrida de cem metros, o corredor dificilmente respira enquanto dura a carreira. Entre os corredores de fundo é bem conhecida a regra segundo a qual apenas o que sabe "poupar o fôlego" pode acalentar esperanças de vitória. Os Iogues fizeram esse descobrimento milhares de anos atrás e reconheceram o fato de que o pranaiama praticado em conexão com a retenção do fôlego armazena grandes quantidades de prana e é, portanto, de efeito extraordinariamente benéfico, não somente para os órgãos da respiração e da digestão, mas também para o sangue e para todo o sistema nervoso. Muitíssimo maior é a quantidade de prana que se armazena no organismo em conseqüência de longos exercícios praticados com o corpo em repouso ou através de movimentos físicos moderados, do que quando o corpo executa um trabalho pesado e a energia adicional é imediatamente consumida! Nos simples exercícios respiratórios iogues, essas forças não apenas fortalecem e retemperam o corpo, como no caso dos esportes, mas exercem também efeito terapêutico sobre o organismo. — O controle da respiração, entretanto, surte notável efeito, não somente por economizarmos conscientemente oxigênio e prana, mas também porque alguns desses exercícios respiratórios estabelecem a ordem e o equilíbrio entre as correntes positivas e negativas que animam o nosso corpo.

O próprio respirar é, na realidade, uma alternação de estados positivos e negativos. Quando aspiramos, o nosso estado é negativo — estamos recebendo, absorvendo o elemento vital. Quando expiramos, é positivo — distribuímos a força absorvida a todas as partes do corpo; estamos dando, radiando. Quem quer que reflita com lógica já terá compreendido que, se controlarmos conscientemente a regularidade da nossa respiração, o simples controle estabelecerá um equilíbrio entre as energias positivas e negativas. *Ao reter o fôlego, obriga-se uma pessoa — pelo menos por um instante — a focalizar a consciência no centro do seu Eu e a unir ambas as energias*. Em virtude disso, obtém um estado de equilíbrio absoluto, assim mental como físico. Seria o mesmo que deter um pêndulo oscilante no momento exato em que estivesse no meio, isto é, em estado de completo equilíbrio. Quando, semelhantemente, devolvo o equilíbrio a uma pessoa doente que o tenha perdido, concorro grandemente para a sua cura. Os exercícios respiratórios alternados — tais como o *Bhastrika*, por exemplo, que consiste numa respiração alternada pelas duas fossas nasais — obriga a pessoa, em grau ainda maior, a estabelecer o equilíbrio entre as forças positivas e negativas no corpo. Dessa maneira, o corpo conserva a saúde. Entretanto, se já estiver enfermo em decorrência da inadequada distribuição de forças, recupera o equilíbrio e sara. Nisso se resume o segredo do método do pranaiama.

Ao mantermos o estado de equilíbrio — isto é, retendo o fôlego — realizamos completa limpeza de todos os alvéolos pulmonares e os estimulamos a uma atividade ainda maior. Dessarte se expelem as impurezas e toxinas paradas do sangue. O fôlego retido tem, de certo modo, sobre os pulmões e o sangue, o efeito de um laxante sobre os órgãos da digestão. Por esse motivo, os que praticam regularmente a respiração iogue nunca sofrem de distúrbios dos pulmões, do estômago, do fígado, da vesícula nem do coração, nem tampouco se contam entre eles asmáticos e escleróticos.

De quanto ficou dito se patenteia, não apenas do ponto de vista oriental, mas também do ponto de vista da biologia e da medicina ocidental, que é vitalmente importante para todo homem, toda mulher e toda criança praticar diariamente o pranaiama se quiserem manter a saúde e a fôrça vital. É tão simples o assunto que as grandes massas nem sequer o levam a sério, e preferem gastar fortunas em medicamentos e curas complicadas. A saúde bate-lhes à porta e elas recusam-se a abrir. *Cometem o pecado inominável de rebelar-se contra uma verdade reconhecida.*

VII

NATAÇÃO: PARA O PERFEITO CONTROLE DA RESPIRAÇÃO

A NATAÇÃO é o único desporto cujos primórdios se perdem nas névoas dos tempos pré-históricos e que, entre os tipos antigos e modernos de entretenimentos físicos, é até hoje considerado *o exercício mais natural e mais perfeito*. Nenhum outro esporte exerce efeitos tão benéficos sobre a saúde. Logo veremos por quê.

Primeiro que tudo, a natação é um exercício natural e não artificial. Em segundo lugar, ainda hoje é o *único esporte do mundo que, por causa dos movimentos perfeitamente rítmicos que exige, nos obriga a respirar profundamente, à maneira do pranaiama*.

Graças a essas características, praticada com regularidade e moderação, é extraordinariamente benéfica à saúde. Entretanto para que o efeito seja completo, cumpre adaptar ao pranaiama a nossa técnica respiratória. Os que praticam diariamente a respiração iogue e também praticam conscienciosamente os antigos ásanas (posturas físicas) descritos na Parte Prática deste livro, podem alcançar o mais alto nível de saúde e força vital; nunca ficarão doentes e, de acordo com a Hatha Ioga Pradipika "a sombra da sua vida se estenderá como os raios do sol que lentamente se põe". Tais Iogues não precisarão recorrer a nenhum outro desporto.

O fato de me merecer a natação uma atenção especial tem, além das já citadas, outra razão particular. Sei por experiência própria que a maioria das pessoas que exercitam o pranaiama ambicionam alcançar um sucesso rapidíssimo com os exercícios respiratórios e, a miúdo, não têm paciência suficiente para praticar com diligência, pelo menos, dois meses seguidos. Os exercícios de pranaiama, porém, quando prematuramente interrompidos, não produzem resultados benéficos permanentes. Outro erro do principiante ocidental é o de, passado o entusiasmo dos primeiros dias, negligenciar os exercícios, porque a respiração concentrada efetivamente lhe fadiga os pulmões no princípio; ou se cansa dos exercícios por julgá-los demorados. Seja como for, a verdade é que a gente precisa ter muita força de vontade para não recair no hábito da respiração superficial.

Insisto particularmente na importância da natação, porque é o único exercício básico que obriga toda a gente a controlar a respiração. Somos obrigados a reter o fôlego durante algum tempo se não quisermos engolir água. Assim, tanto o que pratica à ligeira a respiração iogue quanto o principiante cético poderão ser levados, com a ajuda da natação, a respirar de maneira semelhante à que prescreve o pranaiama. *E a pessoa que continua, pelo menos por dois meses seguidos, a praticar os singelos exercícios natatórios da Hatha Ioga obterá os mesmos resultados que lhe proporcionaria o pranaiama!* Dessa maneira, quando se desejam resultados rápidos e o indivíduo não tem força de vontade suficiente para seguir com exatidão as regras respiratórias desde o princípio, experimente nadar um ou dois meses à maneira iogue.

Em Madras tive uma discípula inglesa de Hatha Ioga, de quase quarenta anos de idade, muito gorda, que trabalhava num escritório e vivia a queixar-se de que não conseguia emagrecer. Quando solteira, praticara esportes, nadara e remara — mas renunciara a todos ao casar e mudar-se para a Índia, onde era tanto o seu trabalho que não lhe sobrava tempo para exercício algum, a não ser uns passeios curtos, de vez em quando. Já experimentara quanto lhe ocorrera — preparados organoterápicos, chás de ervas laxativas, todas as castas de esportes, o próprio boxe! — Mas tudo em vão. Não conseguia emagrecer nem quinhentos gramas. E tôda vez que perdia um pouco de peso, recuperava-o imediatamente. Nem os tratamentos médicos e as dietas haviam surtido os efeitos desejados. Experimentei com ela os exercícios de pranaiama, mas os seus pulmões e a sua força de vontade eram tão fracos que, após três respirações completas, ficava ofegante e pronta para desistir. Era igualmente incapaz de reter o fôlego, fato que indicava uma capacidade pulmonar extremamente pequena.

Ao perceber que me seria inútil prescrever exercícios respiratórios, que ela não faria em casa de maneira alguma, recorri ao método que o meu velho mestre Mohan Singh empregara com os alunos mais atrasados. Perguntei à Sra. Potter se sabia nadar, pois tudo dependeria disso. Respondeu-me que, quando moça, fora boa nadadora, e embora ainda soubesse nadar, não via esperança alguma na natação, pois já a tentara uma vez sem qualquer resultado. Apesar do fato de que a natação, na opinião geral, faz emagrecer, a sua experiência fora negativa.

Naquela tarde, logo depois do pôr do sol, fomos juntos à praia. Em Madras o termômetro oscila constantemente entre 33º e 43ºC durante todo o dia; por isso mesmo ninguém vai à praia antes do entardecer, quando o calor escaldante é substituído por uma temperatura gostosa e refrigerante. Levei a Sra. Potter a um sítio apartado, livre de ondas. Do outro lado do quebra-mar os "cavaleiros das ondas" de Madras entretinham-se com os seus jogos. Com gritos de prazer, entravam pela água dentro até que esta lhes chegasse ao pescoço e, em seguida, esperavam pela próxima onda grande, deitavam-se sobre ela e deixavam que a sua crista os levasse de volta à praia em vertiginosa velocidade. A minha discípula resfolegava lastimosamente. Estava banhada em suor. Quando chegamos às águas tranqüilas, principiou a lição "de emagrecimento".

— Agora, Sra. Potter, — disse eu — entre na água e mostre-me como nada.

Não precisei repetir o convite. Enquanto ainda estávamos no carro, despira o vestido de praia e terminara o passeio apenas com a roupa de banho. Mergulhou n'água como uma foca, como a querer mostrar que, a despeito dos setenta e tantos quilos, ainda sabia mergulhar. Alcançou a meta enquanto eu lhe admirava a suave regularidade das braçadas.

— Seremos bem sucedidos — pensei.

— Sr. Yesudian, — gritou ela, bufando e anelando, — se o senhor conseguisse provar a lei de Arquimedes com a sua Ioga, eu plantaria bananeira prazerosamente o dia inteiro!

— Que é o que a senhora quer dizer? — perguntei, sem compreendê-la.

— Bem, — explicou ela — dizia o velhinho que um corpo mergulhado na água perde uma quantidade de peso equivalente à da água que desloca... Lamento muito dizer que não me sinto nem vinte gramas mais leve do que me sentia na praia.

— Excelente! — pensei comigo. — A Sra. Potter possui, sem dúvida, excelente senso de humor, e sabe como empregá-lo. Ao fazermos qualquer exercício físico, uma boa disposição de espírito vale o seu peso em ouro.

— Minha querida senhora, — retruquei — garanto-lhe que se, neste momento, não está perdendo o peso equivalente à água que desloca, daqui a dois meses estará, pelo menos, nove quilos mais leve. Comecemos agora mesmo, como se a senhora nunca tivesse aprendido a nadar. É verdade que se move depressa dentro d'água, mas lembre-se agora de que está *nadando por amor à saúde*. *Quer emagrecer*. Isto só se pode fazer mediante o controle respiratório, pela natação terapêutica.

A Sra. Potter ficou tão surpresa que tornou a mergulhar por um momento e logo voltou à superfície, bufando e arquejando outra vez.

— Não brinque comigo! — pediu.

— Pois então observe, Sra. Potter, — redargüi, enquanto me dirigia para o seu lado na água tépida. — Lembre-se de que assim o perder como o ganhar peso dependem de certos órgãos de secreção interna. Se, por uma razão qualquer, esses órgãos não estiverem equilibrados, se se modificaram as secreções ou a circulação do sangue, a glândula tiróide funcionará mal e perderá a capacidade de regular-lhe o peso. Se a senhora for muito magra ou anormalmente gorda, ou se engordar ou emagrecer de repente, será em conseqüência de alguma disfunção. Tais estados não se podem curar com os chamados regimes de emagrecimento ou de engorda, com chás, arsênico ou medicamentos. O remédio proporcionado pela organoterapia também só é válido por pouco tempo. O seu organismo, Sra. Potter, precisa recuperar a saúde. Esta é a única maneira de restaurar-se o equilíbrio. Se pesa demais, precisa voltar ao normal, e se pesa de menos, deve ganhar exatamente o que lhe falta...

— E acredita que a natação poderá curar-me? Há um ano, comecei a nadar regularmente. Ao cabo de dois meses, engordara quase um quilo!

— Não é a natação que lhe restituirá a saúde, — redargüi — mas os exercícios respiratórios que a senhora pratica inconscientemente enquanto nada. Como não posso obrigá-la a praticar os exercícios do pranaiama, hei de provar-lhe, pela "natação iogue" que a senhora perderá alguns quilos dentro de um mês. Aos que não têm paciência para exercitar o pranaiama, a "natação iogue" é o único esporte capaz de normalizar-lhes o funcionamento dos órgãos. Um resultado natural do equilíbrio perfeitamente restaurado é que os gordos emagrecem e os magros engordam. . .

— Pois eu gostaria de ver uma coisa dessas!

— Pois, então, comecemos, Sra. Potter! Por enquanto nos limitaremos ao nado de peito como o estilo mais natural de natação. Ninguém poderá ser nadador perfeito enquanto não aprender a economizar o fôlego. Os nadadores de grandes distâncias praticam, inconscientemente, a "natação iogue". Respiram com menos freqüência e expelem o ar dos pulmões enquanto ainda estão com o rosto dentro d'água. E nisso reside todo o segredo. Como vê, é muito mais fácil do que parece! Enquanto executa o nado de peito, o nadador não pode respirar ao acaso; é obrigado a fazer o seguinte: ao dar a primeira braçada, respira fundo pelo nariz e imediatamente mergulha a cabeça n'água, como fazem os competidores nas provas de nado de peito. Mas não tenha assim tanta pressa! Todo o segredo da Ioga consiste num nadar suave, fácil, rítmico, sem esforço... E, dessa maneira, depois da primeira respiração profunda, a senhora enfia a cabeça dentro d'água e é obrigada a reter o fôlego. . . Ótimo, assim mesmo é que se faz!

— Desde que aprendi a nadar, nunca me ocorreu uma coisa dessas! — confessou a Sra. Potter, tirando a cabeça da água. — Andei sempre muito mais preocupada com a minha permanente. . .

— De fato, esse é o mau vezo das damas — repliquei. — Muito bem, agora, enquanto tem o rosto dentro d'água, dê duas braçadas suaves. Quando puser as mãos diante do peito para a segunda braçada, comece a expirar lentamente pelo nariz debaixo d'água, de sorte que, ao fim da segunda braçada, quando retirar a cabeça da água, o resto de ar nos pulmões seja suficiente para expulsar, com um sopro curto e único, as últimas gotas de água do nariz... Ato contínuo, respire fundo, enfie outra vez a cabeça dentro d'água e nade mais duas braçadas da mesma maneira... Com a ajuda desse lento e rítmico nadar, que, na realidade, nada mais é do que um perfeito exercício de pranaiama dentro d'água, a senhora voltará a gozar de perfeita saúde, contanto que pratique o exercício diária e sistematicamente...

O princípio, sem dúvida, foi difícil. De quando em quando, a Sra. Potter engolia água e, não raro, era obrigada a deter-se para cobrar o fôlego. Mas, regularmente, dia após dia, aproava à tranqüila enseada e nadava infatigavelmente, segundo as minhas instruções.

Ao término de um mês e meio emagrecera quase cinco quilos e, ao fim do segundo mês, mais três quilos e seiscentos gramas. Dessarte, perdi a aposta por menos de um quilo. Diga-se, porém, em honra da Sra. Potter, que ela não me censurou por isso. Pelo contrário, a partir desse dia, tornou-se uma das minhas alunas mais fervorosas, chegando sempre cedo às aulas para praticar o pranaiama...

Recomendo esse método a todo aquele que saiba nadar e careça de paciência para praticar regularmente exercícios respiratórios. *Depois de um ou dois meses de natação iogue diária, o corpo se sentirá maravilhosamente bem e saudável.* A pessoa se sentirá fresca e limpa outra vez e realizará com maior agrado o seu trabalho. Se deixar de nadar por três ou quatro dias, os pulmões ansiarão pelo exercício costumeiro tanto quanto anseia o fumante pelo cigarro. Este é o momento em que o aluno pode, gradativamente, passar da natação para o pranaiama praticado com regularidade no quarto ou, melhor ainda, ao ar livre. Esse maravilhoso sistema empregou-o o meu velho mestre em meu próprio caso, porque a prática do controle respiratório se mostrara tão difícil no começo. Alguns camaradas meus também se mostraram muito atrasados por ocasião dos primeiros treinamentos. Mohan Singh levou-nos à praia e ensinou-nos a "natação iogue". Volvido um mês, respirávamos melhor do que os outros alunos! Amplamente praticada, a natação é o desporto mais perfeito para a regulagem da respiração. Durante o verão deveríamos ir a uma praia, à beira de um lago ou de um rio e nadar à maneira iogue quanto nos fosse possível. E não descuremos disso nem mesmo no inverno! Esse antigo desporto simultaneamente nos fortalece a pele e, *em resultado do estímulo externo, obriga os pulmões a executarem um trabalho tão vigoroso que não requer nenhum esforço da vontade. Bastará que o ritmo dos movimentos tenha sido transmitido aos nervos.* Outra regra ainda deveria ser observada tocante à natação: nos dias em que vamos nadar não devemos ficar na água mais de meia hora, nem fazer em casa os exercícios respiratórios.

O nado de peito com duas braçadas entre cada inspiração pode estender-se a várias braçadas depois de uns poucos meses. Se nos cansarmos, não devemos parar mas apenas descansar, boiando de costas e respirando profundamente.

O estilo de nadar mais antigo e, ao mesmo tempo, mais moderno, é o *crawl,* que o príncipe havaiano Kahanamoku introduziu no Ocidente no princípio deste século. O *crawl* representa um perfeito exemplo de respiração iogue. A inspiração profunda e vigorosa, o *kumbhaka* (retenção do fôlego) durante quatro braçadas debaixo d'água, depois a expiração pelo nariz, como um fole, começando enquanto o rosto ainda está debaixo d'água...

Não há nada de novo debaixo do Sol! Se estudarmos as regras da saúde, a começar pela mais antiga história que se registra até chegar à higiene ultramoderna dos nossos dias, somos obrigados a confessar que os preceitos dos nossos maiores ainda hoje são válidos sob muitos aspectos, e que esta nossa comprovação sobrepassa, às vezes, os nossos sonhos mais ousados. No que concerne à natação sou obrigado a descrever outro caso fora do comum, que me surpreendeu tanto quanto surpreendeu o Sr. John Kennedy, um vendedor da Companhia Ford em Calcutá. Era um jovem de 1 metro e 80 de altura e excepcionalmente magro. Todo verão passava certo número de semanas com os parentes em Madras. Fui-lhe apresentado na praia. Observei que, a despeito do corpo musculoso, embora macérrimo, passava horas a fio na barraca e só entrava n'água depois de posto o sol, e assim mesmo durante quatro ou cinco minutos apenas. Era esse o único exercício que fazia, a despeito de nadar tão bem. Sentia-se, evidentemente, à vontade dentro d'água. Mergulhava, nadava de peito, nadava de costas, praticava o *crawl* e, logo, saía correndo da água como se alguma coisa o tivesse mordido.

Quando lhe perguntei a razão do estranho procedimento, recebi a seguinte resposta, que me surpreendeu:

— O senhor pôs o dedo na ferida — disse-me ele. — Na juventude fui um esplêndido nadador e não havia um dia em que eu não passasse algum tempo na piscina de Newark... Mas essa loucura por chegar cada vez mais depressa! Sabe como é a vida nos Estados Unidos? O ter de ganhar a minha obrigou-me a renunciar aos esportes. Nos últimos dez anos não fiz o menor exercício. Nesse correr para cá e para lá emagreci tanto que sinto vontade de chorar toda vez que me olho ao espelho. Eu costumava pesar 75 quilos, mas agora estou reduzido a 60! Por mais que coma, não consigo engordar...

— Por que não pratica esportes? — perguntei, pasmado. — Tem tempo de sobra, segundo deduzo do fato de que passa aqui vários meses todos os anos. Faz alguns dias que o tenho visto nadar pouquíssimos minutos e passar na barraca o resto do tempo. Ao entardecer, nada uns três minutos, se tanto, e sai correndo da água!

— Pois é esse justamente o meu mal! — exclamou, com amargura. — Todas as minhas fibras anseiam pela água, mas não me atrevo a nadar como gostaria de fazê-lo, porque receio emagrecer ainda mais. Dizem que a natação é a única coisa do mundo que emagrece mais depressa do que um banho de vapor.

A ingênua idéia fez-me sorrir. Resolvi tomar conta do assunto e explicar ao meu amigo o equívoco em que laborava. Aquele pobre coitado passar dia após dia na praia, ansiando pela água! Era, realmente, de dar pena, visto que a natação representava exatamente o único remédio para corrigir-lhe o estado. Cautelosamente, pus-me a falar-lhe sobre os exercícios de Ioga e perguntei-lhe se nunca ouvira falar no pranaiama. Não sabia o que era. Quando lhe expliquei, sorriu, condescendente, e perguntou:

— Acredita mesmo que pode fazer-me engordar *respirando?* Não brinque, meu velho!

Expliquei-lhe, então, minuciosamente, as vantagens da natação iogue e assegurei-lhe que engordaria se praticasse meia hora por dia segundo as minhas instruções. Ele recusou-se a ouvir-me, cético como quase toda a gente no Oeste. Um mês depois ainda passava o dia deitado na praia, sem se aproximar da água antes do cair da tarde, quando nadava apenas por um momento, como os finlandeses quando saem do banho de vapor e mergulham na água fria. Em setembro do ano seguinte, tornei a ver John Kennedy na praia de Madras. Desta feita, porém, para minha surpresa, ele não ficava tanto tempo deitado na areia, mas acompanhava os rapazotes indianos de dezesseis e dezessete anos quando estes cavalgavam as ondas. Após algumas semanas ficou tão destro que era capaz de entrar na água até à boca, virar as costas para a onda que se aproximava, estender-se sobre ela e deixar que o carregasse de volta à praia com a rapidez de uma seta. Chegado perto da areia, tornava a pé, para junto do grupo risonho e barulhento. Quando lhe perguntei acerca do nôvo desporto, assegurou-me, a rir, que encontrara um meio de divertir-se dentro d'água. Ao cavalgar as ondas, não era obrigado a "esforçar-se". Não precisava dar uma única braçada. Entrava calmamente pela água dentro, esperava a chegada da primeira onda grande, deitava-se sobre ela e era, assim, carregado de volta à praia como uma tábua.

— É gozadíssimo! — gritava, entusiasmado. — Já estou tão bom quanto um canaca da praia de Waikiki. É muito mais divertido do que ficar deitado na barraca sem fazer nada o dia inteiro. E nem preciso ter medo de emagrecer porque não sou obrigado a nadar sequer uma braçada...

Logo após esta conversação, precisei ausentar-me de Madras por um mês. Ao regressar, fui à praia num dia quente e úmido de outubro. Kennedy estava-se distraindo com os rapazolas. Apenas me viu, principiou a gesticular desesperadamente e atirou-se correndo pela água na minha direção.

— Misericórdia! — bradou, ofegante, — aconteceu um milagre. Andei à sua procura por toda a parte!... Ontem me pesei no hotel... Fazia dois meses que não me pesava... E, agora, veja... *Engordei* 3 *quilos e* 600 *gramas!*... Só que não posso compreender como é possível uma coisa dessas!

Isso me deixou profundamente interessado.

— Há qualquer coisa positivamente errada — disse entre mim. — Este homem não está nadando; não está fazendo um único movimento, a não ser deixar que a água o carregue... E, no entanto, está engordando...

Dali saí imediatamente com ele para participar também da brincadeira das ondas e, já no dia seguinte, havia solucionado o enigma.

Enquanto fica à espera da onda, o nadador respira profundamente e, em seguida, estende-se sobre a água com o rosto para baixo. Durante todo o tempo em que é carregado pela água, só pode respirar intervaladamente. Respira fundo e é obrigado a reter o fôlego. Isto se repete várias vezes até o momento em que chega à beira da praia. Pelo menos durante trinta ou quarenta segundos, retém necessariamente o fôlego. John E. Kennedy não estava nadando uma única braçada e, no entanto, executava um perfeito exercício de pranaiama, meia hora por dia, todos os dias. Quando lhe expliquei a causa do "milagroso" resultado e o efeito biológico de controle da saúde dos exercícios respiratórios, a sua opinião sobre o pranaiama hindu modificou-se radicalmente.

Pois respirar é viver, diz um velho provérbio sânscrito, e quem respira bem vive muito tempo sôbre a Terra.

VIII

APETITE CIVILIZADO

CONTA-NOS a Bíblia que ao homem foi permitido viver no Paraíso enquanto não comesse dos frutos da árvore da ciência do bem e do mal. Entretanto, assim que provou desses frutos, Deus expulsou-o do Jardim do Éden. Que significa isto?

O homem é um ponto de união entre o espírito e a matéria. O cérebro, altamente desenvolvido, permite-lhe manifestar o EU divino no plano material. Para poder fazê-lo, necessita de uma forma material, de um envoltório: o corpo. Espiritual e criador, o EU sobrepaira à forma criada. O corpo, contudo, pertence ao mundo material governado pelas leis da natureza. Os animais são veículos da natureza, que vivem num circuito fechado de forças naturais, e, portanto, não podem pecar contra a natureza. Expressam as leis naturais completa, automática e diretamente. São incapazes de aplicar essas leis a seu bel-prazer, por não terem uma consciência altamente desenvolvida, como a do homem. Por isso mesmo, vivem num estado paradisíaco e não podem "cair".

O homem, porém, através da inteligência, tem a possibilidade de conhecer essas leis. Enquanto se limita a conhecê-las e compreendê-las, não se altera a ordem divina, e pode continuar vivendo, feliz, no Paraíso. Ergue-se-lhe à frente a árvore da ciência do bem e do mal — mas não lhe é dado provar do seu fruto; isto é, não lhe é dado fazer do conhecimento das leis naturais *um fim em si mesmo*. A natureza reina em nosso corpo através das duas forças onipotentes do instinto da autopreservação e do da propagação da espécie. A serpente no Paraíso, a grande tentação, é exatamente a possibilidade de considerar o instinto como um fim em si mesmo. Entretanto, se o homem colocar a inteligência a serviço dos instintos, "cairá" imediatamente do estado paradisíaco e tornar-se-á infeliz. Enquanto não tiver consciência da própria espiritualidade, empregará realmente a inteligência em fazer das leis naturais fontes de prazer.

É uma lei natural que o corpo substitua as energias gastas. Necessita de nutrição. A natureza trabalha em nosso corpo e, quando o organismo necessita de alimento, a necessidade nos é assinalada por meio de uma sensação a que chamamos fome. E como fome significa deficiência, ocorre-nos obviamente a obrigação de remediar a deficiência, comendo. E já que nos proporciona um prazer consciente a restauração da ordem através da operação das forças naturais, nada mais natural que nos dê prazer a satisfação da fome. Reconhecendo esse prazer, o homem converteu-o num fim em si mesmo, um meio de gozo. Em outras palavras, comeu dos frutos da ciência. Já não se alimenta com o fito de manter a eficiência do corpo, mas considera o comer como fonte de prazer!

A inteligência paira acima da matéria, acima do corpo, mas o homem aviltou-a e subordinou-a ao corpo, convertendo-a numa criada, numa escrava do físico. Não lhe bastou satisfazer a fome saudável; pôs-se a inventar toda a sorte de estimulantes a fim de gozar os prazeres do comer muito tempo depois que o corpo deixasse de necessitar de comida! Supremo exemplo dessa pecaminosa atitude encontra-se na prática dos velhos aristocratas romanos, que se utilizavam de uma pena de pavão para provocar o vômito. Esvaziados dessa maneira os estômagos, continuavam a banquetear-se.

O paladar do homem perdeu as reações naturais; já não faz ver ao cérebro que precisa de alimento para manter o corpo. A exagerada estimulação do paladar levou-o a buscar satisfações — ainda que não fossem necessárias — e assim nasceu o apetite civilizado, esse contínuo ansiar do homem por comida e bebida.

A fome é natural. É o sinal da natureza de que o corpo precisa de alimento. É desnatural o apetite, que apenas representa um desejo de satisfazer o paladar superestimulado. E como esse desejo não nasce de uma necessidade saudável de alimento, sobrecarregamos os órgãos e enfermamos o corpo.

Se observarmos a maneira pela qual as pessoas pecam contra os seus corpos, transvertendo a comida e a bebida em meios para arruinar a saúde, não admirará que exista hoje tanta infelicidade e tanta moléstia sobre a Terra. O homem civilizado de tal maneira se avezou a esse comer e beber contrário às leis naturais que o anormal lhe parece normal, e nem sequer dá tento de que está pecando contra a natureza e contra a saúde. Quando confrontamos o nosso modo de comer com o dos animais selvagens que vivem de acordo com as leis da natureza, reconhecemos de pronto a apavorante diferença entre o comer e o beber naturais e "o comer e o beber civilizados", os quais, na verdade, outra coisa não são que um constante anelar pelo prazer. Quem já viu algum animal sedento desejar beber cerveja, vinho ou xaropes adocicados, diluídos e carregados de gás carbônico?

Sabemos, por experiência própria, que, após o trabalho físico e depois de transpirar livremente, só a água pura nos matará completamente a sede — e, nessas ocasiões, é isso mesmo o que desejamos beber. Mas quando saciamos a sede verdadeira, a água que bebemos tem um delicioso sabor próprio, um aroma há muito esquecido, de todo em todo diferente do que procuram as pessoas que apenas desejam saborear alguma coisa, quando, por mero hábito, se reúnem com amigos num café, num salão de chá ou num bar, para conversar e encher o estômago de líquidos capitosos e estimulantes, que o corpo em absoluto não reclama. De todas as beberagens, tais como cerveja, uísque, licor, conhaque, e todos os milhentos tipos de aperitivos — nenhuma delas é tão gostosa quanto a água pura e fresca depois de algumas horas de trabalho nos campos ensolarados, depois de escalar a vertente de uma montanha, ou depois de qualquer forma saudável de esporte. Que enorme diferença existe entre o alimento simples e natural comido depois de um esforço físico a fim de satisfazer uma fome sadia — e as "boas coisas" requintadíssimas, adubadíssimas, que comemos para satisfazer um apetite civilizado superestimulado.

As crianças e as tribos selvagens que vivem num plano infantil de desenvolvimento ainda sentem a fome sadia e natural. As raças primitivas preparam a comida com extrema simplicidade. E comem as frutas cruas.

Numa idade muito tenra, contudo, as crianças são estragadas pelo meio. Desejosos de conquistar o amor dos fedelhos, pais e avós enchem-nos de doces e chocolates. Dessa maneira, através de uma afeição falsamente manifestada, estragam os filhos física e mentalmente. Do lado físico, o sadio instinto da criança embota-se; habitua-se a comer sem ter fome, apenas por prazer. É o estímulo precoce à sede de prazer. Do lado mental e espiritual, isso desperta nela um instinto egoísta. Já com pouquíssima idade, principia a criança a prevalecer-se do amor dos parentes esperando presentes a todo instante e reclamando-os quando não chegam.

O homem civilizado irracional também estraga os animais que lhe vivem à beira. Os cães, gatos, passarinhos e outras criaturas infelizes que têm a desventura de converter-se em bichos de estimação de pessoas que vivem ao arrepio da natureza, perdem os instintos nativos e adquirem uma permanente avidez de pitéus e guloseimas, que petiscam o dia todo sem fome, exatamente como fazem os seus amos. E estes, para agradar-lhes, enchem-nos de lambarices, que lhes minam a saúde e encurtam a vida.

Toda a questão é excelentemente ilustrada pela história do cachorro da velha solteirona.

Uma velha solteirona levou o cachorro predileto a um veterinário. O cão era gordo como uma salsicha e a boa senhora se queixava de que ele perdera o apetite.

— Durante muito tempo, apenas comeu carne de vitela, bolos e cremes, — disse ela — mas agora se recusa a comer o que quer que eu lhe dê.

O veterinário consolou-a:

— Deixe-o aqui e lhe garanto que em quinze dias estará tão completamente curado que comerá peras silvestres com a maior satisfação do mundo.

Embora mal acreditasse no que ouvira, a senhora fez o que lhe sugerira o veterinário e regressou a casa abanando a cabeça. Duas semanas depois voltou para buscar o cachorro. Quando lho trouxe o veterinário, mal conseguiu reconhecê-lo. Estava magro, vivo e ágil. O doutor atirou-lhe duas peras selvagens. Instantaneamente, o cão precipitou-se sobre elas e devorou-as num abrir e fechar de olhos.

— Mas isto é um milagre, doutor! — exclamou a senhora. — Como foi que o senhor conseguiu uma coisa dessas?

— Muito simplesmente, — tornou o veterinário — estas duas peras são o primeiro alimento que ele viu desde o dia em que veio para cá.

O cão recobrara a fome natural através de um saudável jejum. Os órgãos digestivos tinham-se restabelecido do estado de superalimentação, o coração e a circulação haviam-se aliviado e fortalecido pelo emagrecimento, e todo o corpo voltara a ser uma manifestação da natureza.

A avidez do homem pelo prazer não somente se revela nas ocasiões de refeição, mas também no trem, no teatro, no concerto ou no cinema. A gente está sempre debicando ou mordiscando alguma coisa. Temos sempre algum chocolate no bolso e, em cada oportunidade, enfiamos um pedaço na boca. Como se há de processar devidamente a digestão?

Isso nos leva a um dos maiores pecados do homem civilizado — a *temperatura* do alimento e da bebida!

A geladeira — uma bênção quando usada convenientemente — converteu-se numa maldição.

Utilizada para conservar frescos os alimentos que podem deteriorar-se, é uma bênção. Usada para permitir-nos ingerir comidas e bebidas geladas, é uma maldição. A comida e as bebidas geladas já produzem um efeito desastroso tanto que entram na boca. Fende-se o esmalte dos dentes e perde a capacidade de combater as bactérias da boca. O resultado é a ruína dos dentes. A membrana mucosa da língua também é afetada. Sem que notemos, embota-se-lhe a delicada sensibilidade. À língua incumbe a tarefa de distinguir os mais finos matizes do gosto de sorte que possamos defender-nos contra a entrada de qualquer espécie de partículas alimentares estragadas ou venenosas. Uma língua embotada, porém, não pode realizar perfeitamente essa tarefa! Também são atingidas as membranas mucosas da garganta e do estômago; a vesícula biliar e o fígado sofrem sérios ataques. Não é muito para admirar que uma percentagem tão assustadoramente alta de pessoas civilizadas sofra de acidez gástrica, úlceras do estômago, inflamação da vesícula, cálculos biliares e distúrbios hepáticos e pancreáticos. A coisa mais perigosa, entretanto, é a fruta gelada. Os fluidos se harmonizam mais rapidamente com a temperatura do corpo do que os pedaços de fruta gelada, especialmente quando não muito bem mastigados, que ficam por muito tempo entalados no estômago, não apenas enfriando as membranas mucosas das paredes estomacais, mas também os órgãos vizinhos.

Praticamente a mesma coisa pode dizer-se dos alimentos e bebidas quentes. Não faz muita diferença o serem as mucosas atacadas pelo frio ou pelo calor. Em ambos os casos, mostra-nos a experiência que qualquer desvio da temperatura saudável no que comemos e bebemos abre caminho para o câncer da garganta, do estômago, do fígado e do pâncreas.

Tomemos por exemplo os animais! — Já viram, alguma vez, um gato tomar leite gelado ou quente? Em certo número de idiomas há uma expressão que traduz, proverbialmente, a hesitação: "aproximar-se de alguma coisa como um gato do mingau fervente". Mesmo quando o amo, desarrazoado e irracional, lhe dá um prato nessas condições, o gato esperará, sabiamente, por mais esfomeado que esteja, que se tenha enfriado o leite, ou, se estiver gelado, que se tenha aquecido.

Só então começará a lambê-lo.

Amiúde vemos, horrorizados, mães bem intencionadas, mas ignorantes, darem aos filhos pequeninos pedaços de gelo para que os engulam. Tais mães se surpreendem quando os filhos têm diarréias e vômitos violentos. Durante o resto da vida, poderão essas crianças vir a sofrer de catarro crônico do estômago e dos intestinos.

A Ioga nos ensina a viver e agir *com* a natureza e não *contra* ela. Só podemos vencer a natureza quando, conhecendo as suas leis, sabemos também reconhecê-las e obedecer-lhes.

O moleiro capta a força gigantesca do rio para fazer rodar o moinho. Entretanto, só poderá dominar e utilizar essa força se construir a roda do moinho de acordo com as leis da Hidráulica, isto é, de conformidade com a força natural. Poderíamos citar outros exemplos disso.

Voltemos à natureza! Vivamos, respiremos, comamos e bebamos naturalmente, e seremos sempre sadios. E se já tivermos danificado o corpo, a volta à natureza nos ajudará até em casos aparentemente desesperados.

Durante a Segunda Guerra Mundial pude observar como, após o assédio a uma grande cidade, as pessoas que haviam, até então, passado o dia inteiro sentadas em escritórios mal ventilados, eram obrigadas a remover entulhos, a carregar vigas, a puxar carroças e até a erguer paredes se quisessem ter um teto sobre as cabeças. Não raro tinham de caminhar quilômetros e quilômetros em busca de comida. O resultado foi que até os que haviam levado uma existência de sofrimento e atribulações em virtude de transtornos digestivos, úlceras gástricas, catarro crônico do estômago ou dos intestinos, distúrbios císticos e outras mazelas, e só tinham vivido a poder de uma dieta rigorosíssima, viram-se, de repente, capazes de comer as comidas mais pesadas — feijão, vagens ou repolho — digerindo-as excelentemente. Estavam inteiramente curados dos seus males! Haviam perdido o apetite civilizado e recuperado a fome natural.

Não esperemos que o destino nos obrigue a viver naturalmente; comecemos *conscientemente,* por livre e espontânea vontade, a fazer voltarem ao ritmo natural as nossas funções vitais.

O Iogue domina o apetite e abre caminho para o desenvolvimento da fome natural. Só come quando está realmente com fome e mastiga cada bocado dez vezes mais de que o ocidental — até ensalivá-lo completamente, e não o engole enquanto não *o transforma numa papa leitosa.* Do ponto de vista da corrente de prana, isso é extraordinariamente importante.

De acordo com a teoria Ioga, todos os alimentos, particularmente as verduras e frutas cruas, o leite, os produtos do leite e o mel estão cheios do prana indispensável à manutenção da vida, da energia e da saúde. Assim como o nariz se destina a absorver o prana do ar para propósitos de saúde, assim a boca é o órgão de absorção do prana contido nos alimentos. Cada átomo de comida contém uma infinidade de prana alimentício, o qual, liberado por uma mastigação completa, é absorvido pelo organismo. Penetra o sangue, a carne e os ossos a fim de armazenar-se nos centros nervosos para ser utilizado pelo organismo.

Perguntará o leitor ocidental, e com razão, por que necessita o ser humano do prana alimentar; não lhe basta o prana do ar? A esse respeito, estabelece a Ioga que, assim como a eletricidade tem várias formas que afetam diferentemente o corpo humano, o prana do ar, o prana dos alimentos e o prana da água — embora sejam essencialmente o mesmo — estimulam diferentes funções do organismo. No que concerne à teoria do prana, a ciência da Ioga encheria volumes inteiros, mas a finalidade deste livro não me permite discuti-la mais amplamente. Admitamos, pois, que o alimento contém prana, como o explica a antiga ciência indiana, e que esse prana é liberado pela mastigação. No Ocidente, outrora, houve também um grande sábio chamado Epicuro, que ensinava a mesmíssima coisa: "Deveis extrair todo o sabor de cada bocado se quiserdes que ele, realmente, vos faça bem." Pois sabia que o verdadeiro benefício da comida não se resume no seu valor nutritivo mas reside também na energia fundamental do prana que contém. O gosto reside no prana.

O homem primitivo só conseguia alimento de vez em quando, com o suor do rosto e arrostando grandíssimos perigos. Porque o obtinha tão raramente, saboreava-o e com ele se deleitava. Esta é também uma injunção da natureza; pois de acordo com os descobrimentos da ciência médica ocidental, a comida tem de ser inteiramente misturada com a saliva para que o estômago seja capaz de digeri-la. Os habitantes das cidades ocidentais manifestam tamanha predisposição para os distúrbios gástricos porque comem depressa e não se dão ao trabalho de mastigar, de sorte que o estômago não consegue digerir o alimento inadequadamente mastigado e engolido à pressa. A boca é a antecâmara do estômago, e a natureza proporcionou-lhe o mais admirável equipamento triturador, os dentes. *Se não utilizamos esse mecanismo de trituração, como podemos esperar que o estômago, com as suas paredes frouxas, digira o alimento? Vê-se, então, obrigado a intensificar a ação química e a produzir sucos digestivos mais fortes e maior quantidade de ácido gástrico.* A hiperacidez do estômago e as úlceras dela resultantes originam-se da nossa impaciência e da comida mal mastigada! E, agora, mais uma palavrinha a respeito dos dentes. Mercê da grande adaptabilidade da natureza, esses órgãos quando não utilizados de acordo com os propósitos para os quais foram criados, degeneram e estragam-se. A fim de provê-los de sangue em abundância, devemos usá-los de acordo com os intentos da natureza. Quando mastigamos energicamente, os dentes recebem um generoso fluxo de sangue ao nível das raízes.

Não haveria dentes frágeis se às crianças se ensinasse, desde o princípio, a bem mastigarem os alimentos. Entre os animais não se encontram dentes deteriorados nem distúrbios estomacais, a não ser nos estragados pela comida cozida e sem vida do homem e que, por isso mesmo, não utilizam os dentes segundo os desígnios da natureza.

A mastigação completa é importantíssima por muitas razões. No Ocidente também há apóstolos dessa verdade. No seu famoso livro, Horace Fletcher nos diz que cada bocado há de ser mastigado trinta vezes e que a sua mastigação deve operar-se parte de um lado, parte de outro. Isto exercerá excelente efeito sôbre a digestão. A prática continuada de tal método nos protegerá contra inúmeros transtornos gástricos e intestinais ou nos curará no caso de já se haverem estes manifestado. Fletcher inculca o método correto de mastigar sem saber que a insalivação abundante promove, simultaneamente, a absorção de prana.

Durante anos venho estudando as obras médicas ocidentais e os últimos progressos da terapêutica, a fim de verificar o quanto diferem dos princípios da Hatha Ioga. Surpreendeu-me descobrir que os mais recentes achados dos modernos investigadores europeus e americanos — consciente ou inconscientemente — se aproximam cada vez mais das regras da antiga Hatha Ioga. No tocante à ingestão e mastigação do alimento, as ultimas correntes da dietética moderna coincidem, em quase todos os pontos, com os antigos ensinamentos hindus. Desde o suíço Dr. Bircher-Benner até os médicos de vanguarda do mundo inteiro, não encontramos, praticamente, nos livros publicados senão ensinanças iogues.

Depois de aprendermos o que significa a mastigação adequada, surge, automàticamente, a pergunta: que regime deveria seguir um aluno de Hatha Ioga?

Os autores dos modernos livros sobre nutrição enchem volumes inteiros com discussões sobre alimentos crus, vegetarianismo, vitaminas, etc. Eu gostaria de dar o seguinte conselho a todos os ocidentais que desejam praticar a Ioga por motivos de saúde mas que não se dedicam exclusivamente a ela:

1. Seja o seu alimento natural e simples. No princípio, coma um regime misto. A dieta sem carne dos hin-

dus não é uma regra geral, visto que a *necessidade de comer carne depende de condições climáticas*. Nos trópicos, a carne é perigosa, nociva e inteiramente desnecessária. Quanto mais frio o clima em que vivemos, mais se justifica a ingestão de carne. Para a população que habita as zonas quentes, a proibição de comer carne tornou-se norma religiosa porque havia o objetivo de proteger as pessoas que não tinham a menor idéia de higiene contra os danosos efeitos de uma dieta de carne. Mas que sucederia a um esquimó que, por motivos de convicção religiosa, decidisse abrir mão da carne? Morreria simplesmente de fome. No extremo-norte não há coqueiros, nem bananeiras, nem abacaxizeiros, com o seu grande valor nutritivo, para substituir a carne. O esquimó é obrigado a comer gordura de baleia e a beber azeite de foca para conservar a temperatura do corpo no crudelíssimo frio boreal. Para quem vive nos trópicos, a simples idéia do azeite de baleia seria horrível. Mas fôssemos nós transferidos para o Pólo Norte, e não tardaríamos a sentir a mesma necessidade e logo estaríamos sorvendo o azeite de foca com a satisfação de um esquimó. Dessarte, se um esquimó decidir tornar-se vegetariano — e em muitos livros vegetarianos já tive ocasião de ler que só os comedores de plantas podem almejar o céu! — terá de, forçosamente, emigrar para um clima mais quente, onde medrem frutas e verduras. Não acredito, porém, que o nosso Pai celestial reserve a salvação da alma exclusivamente aos habitantes das zonas quentes. A expressão "regime misto" em Hatha Ioga significa que a carne não deve ser a base, mas apenas um prato suplementar do regime diário. Devemos comer, predominantemente, frutas, vegetais, saladas cruas, leite, manteiga e mel. Quem puder obter esses alimentos bem fará se se abstiver de carne. Nos graus mais adiantados de Ioga isto é até uma exigência. Entretanto, o discípulo ocidental, que vive em sociedade e está-se iniciando na senda da Ioga, pode comer carne, embora raramente. Deve comer em maior quantidade frutas de caroço e reservar um lugar de honra na sua dieta ao alho e à cebola. Segundo os antigos ensinamentos da Índia e do Tibete, o alho é o melhor preventivo contra o câncer. O habitante das cidades ocidentais passa, não raro, a vida inteira sem comer um pedacinho sequer desse saudável vegetal, ao passo que não existe dieta que se preze que o não inclua entre os seus itens. Por essa razão, o alho pode ser moído e misturado com suco de limão caso alguém receie ser evitado pelos seus semelhantes por havê-lo comido. Devo acrescentar que o esfregar as gengivas e os dentes com alho ou morder cebolas e alho para deixar que os sucos atinjam as raízes dos dentes proporciona excelente proteção contra gengivas sangrentas e retraídas. Na Índia, os brâmanes ensinam aos discípulos: "Se quiseres alcançar a sabedoria, come mais cebolas." Recomenda-se ainda o alho como preventivo da senilidade precoce.

Finalmente, devo mencionar um alimento universal de saúde: o limão. Toda a gente deveria comer pelo menos um limão por dia, no verão e no inverno. Os mais modernos especialistas em reumatismo prescrevem o suco de dois ou três limões diários, recomendando aos pacientes que comam a casca ralada misturada com mel. Infelizmente, os limões que se obtêm nos países do norte são geralmente ácidos, pois se colhem antes de madurarem. As suas vitaminas e o seu valor medicinal não se comparam aos da fruta deliciosa, inteiramente desenvolvida, que amadureceu na árvore. É, portanto, recomendável misturar-se o suco de limão com mel para impedir que o excesso de ácido venha a causar prejuízos.

2. A quantidade de comida há de harmonizar-se com as exigências do organismo. Será desnecessário repetir o que já assinalei, a saber, que precisamos adaptar-nos às condições climáticas e pessoais. Toda a gente necessita do seu alimento individual especial, assim a pessoa que executa um trabalho físico como aquela que executa um trabalho mental. Não é o mesmo trabalhar ao ar livre e trabalhar em recinto fechado; há uma diferença entre um Iogue principiante e um iniciado.

3. As refeições deveriam ser feitas lentamente, com a atenção concentrada nos pratos que se comem. Se che-

garmos a casa cansados, devemos descansar pelo menos dez ou quinze minutos; pois um corpo cansado tem o estômago cansado e não pode digerir como seria de desejar. De mais a mais, não nos esqueça que o alimento dá força e que nunca devemos comer quando estamos zangados ou dominados por outra emoção negativa. Se comermos em tal estado mental, a energia derivada do alimento servirá para fortalecer a cólera e os instintos mais baixos. Pelo contrário, devemos comer sempre com sentimentos de reverência, gratidão e humildade em relação à providência que nos fornece o alimento. Dessa maneira se acentuarão os nossos poderes mentais e espirituais e os nossos mais nobres característicos. O dar graças à mesa é uma das normas religiosas que se encontram entre todos os povos do mundo e demonstra a verdade acima assinalada.

Os indianos tomam um banho e lavam cuidadosamente as mãos e os pés antes das refeições. Além disso, enxáguam a boca. Isso para êle é preceito religioso, mas, sabem-no os médicos estribado na higiene, pelo que recomendam como meio de preservação da saúde. A moderna dietética ocidental concorda em quase todos os pontos com os antigos ensinamentos hindus. Os alunos mais adiantados do Ioga devem, naturalmente, obedecer a regras severas. Vivem perto do mestre e dele recebem instruções sobre essas normas a fim de levarem uma vida sadia. Para os alunos ocidentais de Ioga, bastará que observem as regras que recomendam a moderação.

Segundo me foi dado observar, o ocidental incide no erro de comer demais e muito depressa. Todo mecânico sabe que o calor excessivo e o excesso de combustível gasta prematuramente a máquina e deixa após si resíduos nocivos. As impurezas que se reúnem no corpo em resultado de uma dieta inadequada são, de tempos a tempos, eliminadas através de várias moléstias.

Moléstia depuradora típica é a que se conhece na Europa pelo nome de influenza (gripe). Eu seria obrigado a estenderme em demasia e ultrapassar os limites deste livro se quisesse enumerar, pormenorizadamente, as possíveis causas da gripe. O fato é que a natureza utiliza a febre alta para queimar os resíduos acumulados no corpo e que nele se acham deslocados. Às vezes, também, tais venenos são eliminados pela formação de secreções ou catarro. Essa moléstia aqui se chama influenza (gripe) e têm propensão para ela as pessoas que comem em excesso e comem, predominantemente, alimentos formadores de resíduos, como a carne.

Fato muito para notar é que, nas épocas chamadas "prósperas", quando as populações européias se encontravam bem alimentadas, as epidemias de gripe eram quase ininterruptas, ao passo que, durante os anos de fome após a guerra, a moléstia desapareceu quase de todo. Eu estava vivendo num país em que a fome atingiu tremendas proporções e durou muito tempo. Ninguém seria capaz de acreditar que não se manifestasse uma grande epidemia, no correr do outono ou do inverno, entre os seus debilitados habitantes. Ao contrário, porém, a gripe desapareceu quase inteiramente. O povo não envenenara o sangue comendo carne nem comendo em demasia, de sorte que a tarefa de digerir e eliminar o excesso não poderia exceder a capacidade do organismo. A despeito de haver passado toda a população — com poucas exceções — o outono nevoento, chuvoso e ventoso e o inverno a temperaturas próximas de 20º abaixo de zero em salas e escritórios sem aquecimento, não se registraram casos de gripe. Dessa maneira, uma alimentação deficiente pareceu menos prejudicial do que uma alimentação superabundante!

O organismo humano pode manter-se com uma quantidade surpreendentemente pequena de comida e pode, quando necessário, compensar as deficiências alimentares recorrendo à água e ao ar. Por outro lado, o corpo é incapaz de dar conta de um excesso, por mais que se esforce por eliminá-lo. Se continuarmos a comer excessivamente, os resíduos não eliminados depositam-se no interior do corpo, e o nosso organismo é obrigado a limpar a casa com o catarro e a febre.

De acordo com uma lenda maometana hindu, Alá destina a cada pessoa, ao nascer, certa quantidade de comida que deve durar-lhe até ao fim dos seus dias. Se consumirmos essa comida depressa demais, morreremos mais cedo. Quanto mais devagar comermos, tanto mais tempo viveremos.

No recomendar a moderação e um sóbrio ascetismo, concordam entre si a lenda maometana, a Bíblia cristã, os Lamas do Tibete e as antigas ensinanças dos *maharishis* indianos.

IX

KUNDALINI E AS SETE CHAKRAS

No PRIMEIRO capítulo mencionamos o fato de que a nossa espinha, incluindo a última vértebra superior, ou seja, o crânio, é o veículo da vida. No extremo superior do crânio encontra-se o pólo positivo, ao passo que a última vértebra inferior é a sede do pólo negativo. À tensão entre ambos denominamos VIDA. A filosofia Iogue, que tem muitos milhares de anos de existência, chama ao pólo positivo a residência do Deus Vichnu, o *espírito;* o pólo negativo, por outro lado, é a sede de *Kundalini,* símbolo que representa a personificação da deusa da natureza. Vichnu é lume refulgente e o seu brilho atrai constantemente *Kundalini,* a qual — enrolada como uma cobra na última vértebra — aguarda o momento em que poderá subir, através do canal da espinha, para unir-se ao seu amo Vichnu. O nome *Kundalini* significa a "enrolada".

Esta é a descrição poética e simbólica de um fato fisiológico. Na linguagem científica moderna nós nos expressaríamos, provavelmente, da seguinte maneira:

Entre o pólo positivo no crânio e o pólo negativo da última vértebra há uma corrente elétrica de curtíssimo comprimento de onda. Quando o pólo negativo se liberta da sua localização na última vértebra e se eleva, pode alcançar o pólo positivo e unir-se com ele. Quer nos expressemos simbolicamente, quer o façamos em linguagem científica, o fato é que *esse estado representa a mais alta expressão da consciência e a mais perfeita realização de felicidade. No momento da união tem a sua mais alta expressão o eterno desejo dos sexos. O indivíduo experimenta dentro em si mesmo a suprema medida de perfeição.*

Esse estado é conhecido dos místicos de todo o mundo. No Ocidente foi chamado "casamento místico" ou "*unio mystica*". Os exercícios de Ioga, incluindo o pranaiama, cuja finalidade consiste em criar o perfeito equilíbrio, quando praticados em conjunto com certos ásanas destinados a despertar o pólo negativo, promovem a "união de *Kundalini* com Vichnu." *Kundalini* e Vichnu estão ambos localizados num centro nervoso importante, e, entre eles, há vários centros nervosos semelhantes, cada um dos quais representa uma etapa que *Kundalini* precisa atingir na ascensão. Quando a energia a que chamamos *Kundalini* se põe a subir e alcança, uma depois da outra, cada uma das *chakras,* isso significa sempre que a consciência deu mais um passo no caminho para encontrar o próprio EU. Tais *chakras* são simplesmente transformadores e acumuladores de energia e prana. A maioria das áreas de acumulação encontra-se em estado latente nas pessoas comuns. O controle da consciência desperta esses centros nervosos — ou *chakras,* em sânscrito — paulatinamente a fim de que, no momento da realização, não sejam esmagados, o que seria prejudicial ao sistema nervoso.

Às vezes, entre pessoas que não têm conhecimento de *Kundalini* e das *chakras,* e vivem num plano muito baixo de consciência, algum impulso externo, resultante de um choque ou de um acidente, pode libertar *Kundalini* e obrigá-la a subir inesperadamente a coluna vertebral. Como a consciência da pessoa não está preparada para isso, ocorre um desmaio. Em terapêutica chama-se-lhe catalepsia. Quem quer que haja atingido conscientemente esse estado com a ajuda de exercícios iogues, conhecerá, extaticamente, tal plano supremo de consciência. Ao espectador, a pessoa parecerá inconsciente, pois a consciência se terá librado a um plano superior. Mas o próprio indivíduo experimenta esse estado como uma completa e perfeita vigília e consciente compreensão, estado que se denomina "beatitude" na linguagem de todas as religiões. Trata-se de um fato fisiológico e psíquico. Não tem nada de mórbido, pois é o estado perfeito e completo do homem. Há sete *chakras* principais e cinco centros menores, que perfazem um total de doze. Em geral, entretanto, só se enumeram as sete principais. As *chakras* também se denominam *padmas* (que significa lótus).

As sete *chakras* principais estão dispostas na seguinte ordem, umas acima das outras

A sede de *Kundalini*, no coccix, na ultima vértebra, chama-se:

MULADHARA

É um lótus de quatro pétalas. A seguinte, mais alta, é

SVADHISHTHANA

no centro nervoso o cavaleiro dos órgãos sexuais. É um lótus de seis folhas. Segue-se-lhe

MANIPURA

um lótus de dez fôlhas, no centro nervoso da área do umbigo.

ANAHATA

A *chakra* do coração — um lótus de doze pétalas.

VISHUDDA

uma *chakra* na vizinhança da glândula tiróide — o lótus de dezesseis pétalas.

AJNA

no centro da testa, entre as sobrancelhas. É um lótus de duas pétalas.

SAHASRARA

Vichnu — a sede do pólo positivo no alto do crânio. Um lótus de mil pétalas.

Ao longo da espinha há três canais principais denominados *Nadi* em sânscrito. Do lado esquerdo está o negativo *Ida-Nadi*. Do lado direito, o positivo *Pingala-Nadi*, e, no centro, na medula espinhal, *Sushumna-Nadi*. Por este último canal passa *Kundalini*.

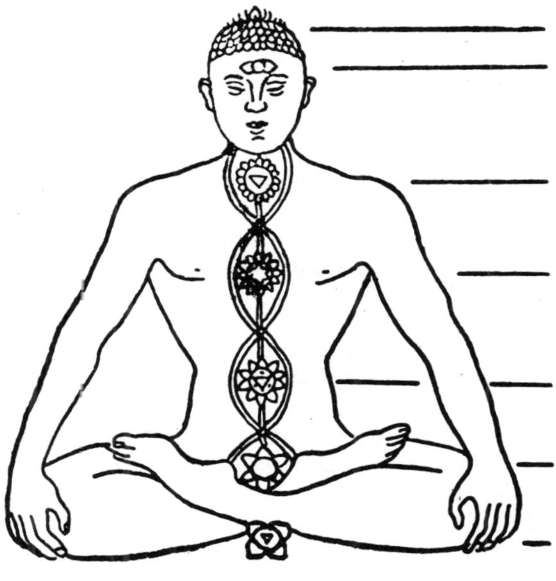

FIG. 5

Na última vértebra, reside *Kundalini* numa *chakra* triangular. Por meio de exercícios concentrados, o Iogue consegue transferi-la de uma *chakra* para a seguinte, cada vez mais alto, até que ela alcança Sahasrara. Cada nova *chakra* atingida abre um nôvo estado de consciência para o Iogue, que adquire a clarividência, a arte de ler os pensamentos, visões de ordem elevada, o domínio do passado, do presente e do futuro, e outras faculdades ocultas, que dependem da *chakra* ativada, até alcançar o estado de completa iluminação, a união de *Kundalini* a Vichnu. Este é o plano mais elevado, o nível em que a consciência do indivíduo se funde e identifica com o EU SUPERIOR, com Deus. A base de töda religião é o segrêdo que jaz escondido dentro da espinha de cada indivíduo, e que não repousa na imaginação, mas é, na realidade, a *verdade mais perfeita*.

Esta culminação intitulam-na *samadhi* os Iogues. Embora o assunto pertença à Raja Ioga, meta final da Ioga espiritual, foi necessário mencioná-lo, uma vez que o estado de iluminação não é um fato apenas espiritual mas também fisiológico. O despertar das *chakras* do estado latente para a consciência é também o propósito dos exercícios de Hatha Ioga. Se tais exercícios forem praticados incorretamente podem tornar-se perigosíssimos; não é permissível, portanto, o praticá-los sem um mestre responsável. Todavia, não aprofundaremos o assunto, que é matéria para o discípulo adiantado, chamado *chela*. Os vários caminhos seguidos pela Ioga não podem ser separados por uma nítida linha divisória, como não se pode separar o corpo da mente. O corpo é a estrutura, o envoltório, a armação e o veículo da mente. O nosso completo conhecimento do corpo leva-nos à mente e, esta última, ao EU SUPREMO.

Do que ficou dito se depreende, manifestamente, que os efeitos dos exercícios de Hatha Ioga são tão variados e completos que quem quer que busque progredir deve dedicar cuidadosa atenção à Hatha Ioga, quer o faça por motivos de saúde quer procure alcançar mais elevados resultados espirituais — pois devemos sempre lembrar-nos da antiga advertência: uma mente sã num corpo são.

SEGUNDA PARTE

HATHA IOGA PRÁTICA

X

O PODER CONSTRUTIVO DA CONSCIÊNCIA

OS EXERCÍCIOS de Hatha Ioga dividem-se em três partes: o controle da consciência, o controle da respiração (pranaiama) e as posturas físicas (ásanas).

As três devem praticar-se em conjunto, pois não se concebe uma sem as outras. Não se pode praticar o controle da consciência sem que assuma o corpo determinada postura e sem respirar, como também não se pode respirar nem manter o corpo em qualquer postura sem ter consciência disso, pelo menos na cabeça, quando não em outra parte qualquer. Os exercícios de Hatha Ioga prescrevem exatamente como há de combinar os três quem quiser que o seu desenvolvimento seja firme e proporcione resultados cada vez maiores.

Por essa razão se agrupam os exercícios e cada qual é nomeado de acordo com o ponto primacialmente acentuado entre os três fatores práticos. A nossa meta principal é dirigir a consciência a todas as partes do corpo igualmente ou, em outras palavras, animar por inteiro o corpo. Isto nos dá a chave do controle sobre as energias positivas e negativas. Ao fazer os exercícios, familiarizamo-nos com o poder da consciência e chegamos a adquirir a habilidade em produzir correntes de energia à nossa vontade e dirigi-las a um ponto qualquer do corpo mediante simples concentração do pensamento.

A sede permanente da consciência é a matéria cinzenta. Seria enfadonho e fugiria ao escopo deste livro analisarmos as diferenças entre as células mais internas da matéria cinzenta e as demais células nervosas. Isto pertence aos livros técnicos de Medicina. *O fato que essencialmente nos interessa é que, através da constante influência do EU, as células da matéria cinzenta vieram a converter-se no instrumento perfeito que hoje são*. O EU penetrou as células do cérebro, apoderou-se delas e converteu-as em dóceis instrumentos. Se, por um ato de vontade, enviarmos a consciência a outras células nervosas, estas últimas principiarão a desenvolver-se e podem tornar-se igualmente veículos tão perfeitos da consciência quanto as células mais elevadas da matéria cinzenta. Que me impede, portanto, de levar o meu EU à parte do corpo que eu escolher, quando essa parte contém células nervosas com as mesmas propriedades que as da matéria cinzenta? Exemplos sem conta demonstram que as funções de um nervo importante, destruído por um acidente, são assumidas por outro nervo. A adaptabilidade e a elasticidade dos nervos são confirmadas de um modo que, não raro, beira o milagroso; a Hatha Ioga apenas se utiliza dessas habilidades.

Através de longa prática, pode a consciência desenvolver cada célula nervosa até proporcionar-lhe maior habilidade e torná-la condutora de uma corrente de ordem mais elevada. Está visto que demanda tempo esse resultado. Quem tem o dom da concentração pode obtê-lo por si mesmo. Tanto que dirige a consciência às células nervosas de uma parte do corpo, *provoca imediata reação*. Essa reação, naturalmente, não será tão grande que o feixe de nervos focalizado possa de pronto ser usado para *pensar*. Por enquanto, já nos devemos dar por muito satisfeitos quando, em resultado das correntes mais elevadas que lhes são dirigidas, esses nervos, estimulados, nos provocam uma pruriente sensação de calor e de circulação do sangue. Se, entretanto, dirigirmos a consciência diariamente — sem interrupção, anos a fio — a um grupo de nervos, estes últimos principiarão a desenvolver-se e, gradativamente, se tornarão capazes de transmitir as mais altas manifestações do EU. Assim, a pouco e pouco, podemos animar cada parte do corpo e torná-lo consciente...

Os Iogues mais adiantados são capazes de acelerar ou interromper, à sua discrição, os processos digestivos ou a atividade do coração. Encontramos, na literatura universal, inúmeros exemplos de faquires que se deixaram enterrar por várias semanas seguidas. E famoso foi o caso de um Iogue que, por motivos puramente científicos, se submeteu a um perigoso experimento sob o mais rigoroso controle da Faculdade de Medicina de Madras. Engoliu uma grande dose de cianeto e conduziu o veneno, intacto, através do aparelho digestivo sem que a menor porção dele fosse absorvida pelo corpo. Em seguida, o veneno deixou-lhe o corpo pelo processo natural.

O despertar da consciência, além da tremenda importância para a saúde, tem outra grande vantagem. Ajuda-nos a *ter certeza de que a consciência também existe independentemente do cérebro. A consciência não é produto do cérebro* — como quereriam os materialistas que acreditássemos — *senão o raciocínio do SER, do EU, que existe independentemente da matéria. Os exercícios de Ioga nos proporcionam a experiência da imortalidade, porque nos conferem o conhecimento do Senhor do corpo, o eterno EU, que é imortal.*

Grande parte do gênero humano vive atormentada pelo medo, consciente ou inconsciente, da morte. Quantas pessoas sadias são crônicamente paralisadas pela idéia que não lhes sai do pensamento: "De que me adianta tudo isto se, ao cabo de contas, o fim inevitável é tão-somente a destruição... a morte?" — A Ioga nos cura completamente desse medo.

Àqueles que insistem em provas tangíveis, recomendo que se dêem ao trabalho de fazer uma experiência. Se, por exemplo, alguém não consegue sustentar-se sôbre a cabeça, poderá verificar por si mesmo que outros, mais fortes e com maior domínio do equilíbrio, são capazes de fazê-lo. As experiências mentais, entretanto, ocorrem nas profundezas da mente e não são discerníveis pelos demais. O EU é invisível e não há instrumento no mundo com cujo auxílio se possa provar-lhe a existência. *Apenas nos efeitos podemos dar fé do EU de outra pessoa. Só conheceremos o nosso EU quando desenvolvermos a consciência e dele nos tornarmos conscientes.* O EU superior é imortal — invisível para todos os mais — só pode sentir-se no interior. O Iogue permanece imóvel enquanto experimenta estados de consciência de ordem mais elevada; se quisermos conhecer os resultados que obtém através de concentrações, devemos também *experimentar a mesma coisa.* Só há uma coisa que o Iogue pode fazer para provar-nos a sua verdade: *mostrar-nos o caminho.*

Para quem quer que não acredite no milagroso efeito da consciência sôbre o corpo recomendo o seguinte singelo experimento: cerre o punho direito e, mantendo esticado o dedo indicador, dirija a ele a consciência, isto é, pense nele com toda a capacidade de concentração, com a sensação de *estar-se dirigindo para a ponta do próprio dedo*. Depois de curto espaço de tempo, sentirá um formigamento e um calor forte. O calor, a pouco e pouco, penetrará o dedo e, se a concentração for suficientemente intensa, a temperatura se tornará escaldante. O resultado, porém, não se limitará à produção de calor, mas ativará também a circulação do sangue, de tal sorte que o dedo ficará vermelho. Se, através de uma prática contínua, conseguirmos adquirir o controle da consciência, poderemos tirar disso, imediatamente, grandes benefícios. Poderemos, por exemplo, evitar um resfriado se, num dia de chuva e de vento, nos concentrarmos intensamente nos pés. Geram-se, dessa maneira, energia positiva e calor e, assim, impediremos que se enfriem os pés a ponto de proporcionar aos bacilos terreno propício ao seu desenvolvimento. Semelhantemente, se estivermos sentindo frio nas costas e se os músculos dessa região já forem conscientes, poderemos, concentrando-nos nesses músculos, produzir mais energia e, dessarte, evitar a pneumonia.

Tenho observado côm imenso prazer que os meus discípulos europeus se mostram muito receptivos à questão do contrôle da consciência. Em casos sem número, por esse singelíssimo processo, obtiveram cura completa em casos graves de congelamento, distúrbios circulatórios, transtornos digestivos e até em casos aparentemente incuráveis de paralisia. O nervo quase destruído por prolongada inflamação já não conduz a corrente vital e a parte do corpo que deixa de inervar-se torna-se inanimada e paralisada. A consciência, entretanto, é a fôrça despertadora e animadora mais vigorosa que existe, mais eficaz até do que a eletricidade e a massagem. Se a nossa concentração for suficientemente forte, a consciência penetrará a zona insulada, o nervo recobrará a eficiência e disso resultará a cura.

Quem quer que compreenda o que significa conduzir a consciência compreende também as vantagens que acompanham a capacidade de enviar um fluxo de sangue a qualquer parte do corpo. Se alguém tem o cólon preguiçoso, concentra-se no cólon e sente-se *como se a própria pessoa fosse o cólon*. Isto, por si só, basta a produzir um fluxo de sangue e a dar início à atividade cólica, que ainda aumenta quando a pessoa imagina *ser o cólon e estar-se movendo*. Quem quer que o haja tentado, ainda que por uma única vez, terá sentido o corpo obedecer imediatamente e adaptar-se à imaginação. Os que não conseguiram controlar a consciência na primeira tentativa, *não devem desanimar*. Tentativas repetidas surtirão efeito e isto, por seu turno, lhes fortalecerá a força de vontade. *Não há maior alegria do que a vitória do EU sobre a matéria, sobre o corpo*.

A par com a condução da consciência, os exercícios de pranaiama e as várias posturas do corpo (chamadas *ásanas* em sânscrito) são de grande valia no despertar do corpo.

A importância do controle da respiração do ponto de vista fisiológico já foi discutida na primeira parte deste livro. No conduzir da consciência a regulagem da respiração é também importantíssima. Durante a inspiração, devemos concentrar-nos na armazenagem de prana dentro de nós mesmos e, durante a expiração, devemos pensar em mandar o prana fresco a todas as partes do corpo ou à parte realçada pelo exercício executado. Assim, no exercício denominado *Viparita-Karani,* nós nos concentramos na glândula tiróide, o que significa que mandamos o nosso EU à glândula tiróide — ao pensar seguidamente nela — e, ao mesmo tempo, a cada expiração mandamos à tiróide a quantidade inspirada de prana, exatamente como se o fizéssemos por meio de uma bomba de alimentação.

Da mesma forma, podemos enviar prana a qualquer parte do corpo com a firme intenção de fortificá-la ou curá-la. Acumula-se o prana onde quer que se concentre a consciência. Onde brilha a luz, ajuntam-se as mariposas!

Está visto que o corpo se nos tornará mais forte e trabalhará mais intensamente no lugar em que concentrarmos a consciência, uma vez que isto envia o maior fluxo de prana à parte interessada. O cientista concentra no cérebro a consciência, e nele se acumula o prana em maior quantidade; em resultado disso, desenvolve-se-lhe o cérebro, que aumenta de eficiência. O lutador ou o pugilista concentra constantemente a atenção, isto é, a consciência, na capacidade de preensão das mãos e nos golpes dos punhos. Crescem os músculos em razão do acúmulo de prana que neles se verifica.

O mesmo acontece com os animais, de acordo com o seu grau de consciência. A lebre vive com medo dos ataques de animais mais fortes. Por conseguinte, está sempre à escuta, muito atenta, e ergue as orelhas ao menor som. Em virtude disso, a atenção fixada nos ouvidos fez que ali se ajuntasse a maior quantidade de prana, e visto que o prana é força construtiva, as suas orelhas e os seus órgãos de audição, no correr de milhões de anos, tornaram-se relativamente muito compridos e converteram-se num instrumento delicadíssimo.

De acordo com regras semelhantes se desenvolve tudo o que é vivo, e nisso se incluem plantas, animais e homem. O prana trabalha construtivamente onde quer que seja enviado pela consciência. Vieram, assim, a existir a tromba do elefante, o pescoço da girafa, as pernas do avestruz, as inumeráveis variações do reino animal, e assim também *se desenvolveu o homem até tornar-se na criatura que hoje é*. O homem, contudo, ainda não alcançou a perfeição. Traz ainda infinitas possibilidades dentro de si. O prana, dessarte, acompanha *automaticamente* a consciência. E muito mais conseguiríamos se explorássemos essa lei natural e *a sabendas* e sistematicamente exercêssemos o controle do prana. Se não conhecermos os segredos e as leis do nosso ser, estaremos constantemente arriscados a errar por ignorância, permitindo que as moléstias se nos instalem no corpo. Temos, portanto, de conhecer as leis pelas quais dirigimos o prana e irradiamos a consciência pelo corpo. Teremos, então, obtido a chave da saúde perfeita e da longa vida.

Aquele que faz do respirar um ato consciente e segue o caminho que o ar percorre nos pulmões, torna-se-á, aos poucos, mais receptivo e mais capaz de percepção. Gradativamente se tornará capaz de sentir a sutil corrente de prana. Mais adiante conhecerá os principais feixes de nervos que conduzem o prana aos centros de armazenagens e distribuição, as *chakras*. Já não é segredo para nós que as *chakras* estão localizadas nos principais centros nervosos e nas mais importantes glândulas de secreção interna. Se as atinge uma corrente adversa ou simplesmente inadequada, mais cedo ou mais tarde elas sofrerão. E porque o funcionamento normal dos outros órgãos depende de tais centros, qualquer um desses distúrbios é capaz de provocar os mais diversos transtornos. Por conseguinte, é da máxima importância preservar — ou readquirir — a saúde desses centros principais. Aqui, além de dirigir a consciência e regular a respiração, os exercícios físicos de Hatha Ioga desempenham papel importantíssimo.

XI

EFEITO TERAPÊUTICO DOS ANTIGOS ÁSANAS

A ORIGEM das posturas iogues conhecidas como "ásanas" perde-se na bruma das antigas lendas indianas. Consoante essas fontes, o deus Siva ensinou 84 000 posturas a fim de mostrar os exercícios físicos adequados a manter a saúde humana e a atingir um grau mais elevado de conhecimento próprio. Dessas posturas, 84 são hoje comumente usadas, e o número empregado em preservar ou recobrar a saúde oscila entre 20 e 30. Mesmo supondo que o deus Siva não tenha nada com a sua origem, esses ásanas foram desenvolvidos pelos *rishis* e *maharishis,* os grandes sábios da Índia, os Iogues de uma ordem mais elevada, mestres das mais admiráveis ciências fisiológicas e físicas e das chamadas "sobrenaturais". As posturas nos chegaram através dos séculos na forma em que agora se cristalizaram. Há setenta ou cinqüenta anos, os cientistas ocidentais teriam encarado essa série de ásanas como simples superstição. Hoje, porém, sei, por experiência própria, que o mais incrédulo europeu interessado em seu bem-estar físico reconhece a extraordinária importância dessas posturas, particularmente depois que os mais modernos cientistas e médicos ocidentais lhes demonstraram os efeitos através de experiências.

À parte as posturas especialmente empregadas na meditação, o pranaiama e os mudras (exercícios de persistência e concentração), as chamadas posturas físicas (ásanas) são de grandíssimo proveito para o organismo. Nunca lograremos louvar o suficiente *o efeito quase sobrenatural das posturas físicas sobre o organismo humano e o seu papel na preservação da força vital e na proteção da saúde*. Só recentemente os institutos indianos de pesquisa de Ioga, com a cooperação de famosos especialistas europeus, foram capazes de descobrir os segredos médicos que constituem o fundamento dos ásanas hindus.

É um fato fisiológico amplamente conhecido que a saúde do corpo humano depende do estado das células e dos tecidos. A fim de serem sadios, os tecidos necessitam de:

1. *Alimentação regular e perfeito funcionamento das glândulas de secreção interna (endócrinas)*;

2. *Rápida e completa eliminação de resíduos do organismo;*

3. *Sadio e perfeito funcionamento do sistema nervoso.*

Patenteia-se, dessa maneira, que os sistemas digestivo e circulatório devem encontrar-se em perfeitas condições a fim de poder proporcionar aos tecidos proteínas, açúcares, gorduras, sais e outros materiais importantes. Investiguemos agora a maneira pela qual os ásanas influem nos órgãos da digestão e na circulação do sangue.

Examinemos primeiro o *efeito dos ásanas sobre o sistema digestivo*. Os órgãos digestivos — estômago, intestino delgado, pâncreas, fígado, etc. — estão contidos na cavidade abdominal, que é suportada, embaixo, pela pelve e, lateralmente, por músculos vigorosos. A natureza dispôs as coisas de maneira que esses órgãos recebam suave e contínua massagem através dos movimentos do diafragma durante a respiração. Isso lhes favorece o funcionamento. De minuto em minuto recebem os órgãos da digestão de quarenta a cinqüenta massagens automáticas, indispensáveis à manutenção da saúde.

Como demonstramos no capítulo consagrado à regulação da respiração, os seres humanos que habitam as cidades civilizadas não podem respirar convenientemente. Isso quer dizer que o seu respirar degenerou de tal forma e que os seus músculos abdominais se encontram tão tolhidos que a massagem insuficiente dos órgãos da digestão provoca distúrbios na secreção do ácido gástrico. Disso resultam perturbações digestivas e, não raro, graves doenças do estômago. A prática do pranaiama, por si só, não basta às pessoas que têm respiração defeituosa e músculos abdominais degenerados. Tais pessoas têm de recorrer aos ásanas se quiserem recobrar a completa saúde dos órgãos abdominais. Os ásanas não somente propiciam a esses órgãos uma massagem externa, mas também lhes dão um exercício interno único que não pode ser igualado por nenhum outro sistema de esportes do mundo. É um fato reconhecido em terapêutica que os músculos só retêm a força e a elasticidade quando obrigados a executar movimentos de contração e distensão. Entre os ásanas denominados *Bhujangásana*, *Salabhásana* e *Dhanurásana* encontram-se alguns dos melhores exercícios para distender os músculos abdominais e contrair os músculos das costas. O *Ioga Mudra*, o *Paschimotana*, o *Padahastásana* e o *Halásana*, por outro lado, servem de contrair os músculos abdominais e distender os músculos das costas. O *Vakrásana e o Ardha-Matsyendrásana* exercitam os músculos laterais do abdome. O *Salabhásana* é o mais perfeito exercício para os pulmões e para os músculos das costas.

A beleza dos exercícios iogues, entretanto, manifesta-se principalmente nos ásanas *Uddiyana* e *Nauli*. Embora se incluam ambos entre os mais difíceis, o domínio deles merece todos os esforços que para isso se fizerem necessários, pois exercem impressionante efeito sobre os músculos abdominais e os órgãos internos. O exercício mencionado em primeiro lugar massageia verticalmente os músculos internos e externos, ao passo que o segundo faz o mesmo serviço lateralmente. Mas a força dos músculos abdominais não é apenas importante para a massagem regular dos órgãos internos, será também para conservá-los nos respectivos lugares na cavidade abdominal, onde eles se acham livremente suspensos ou frouxamente ligados à parede posterior; daí a necessidade de um vigoroso suporte na frente, para impedir que os órgãos abdominais deslizem para fora dos seus lugares (prolapso do estômago, dos intestinos, dos rins, da vagina, etc.). Dessarte, as posturas iogues não somente mantêm a elasticidade dos músculos abdominais e dos órgãos encerrados na cavidade abdominal através de massagem automática, mas também ajudam a segurá-los nos respectivos lugares.

E uma vez que a circulação do sangue serve para transportar partículas de alimento dos órgãos de digestão aos tecidos, *é importantíssimo um sadio aparelho circulatório*. O órgão de circulação mais importante é o coração, o qual, como o sabemos muito bem, possui o músculo mais forte. Até a resistência e a força dos músculos do coração podem ser aumentados por meio de exercícios iogues. O *Uddiyana* e o *Nauli* massageiam o coração por baixo, através dos movimentos do diafragma. Devemos lembrar-nos também de que um músculo pode ser conservado em perfeito estado, bastando para isso que se submeta a pressões alternadas. O coração, todavia, localiza-se no mediastino, e todo aumento ou decréscimo de pressão influi necessariamente nele. O *Bhujangásana*, o *Salabhásana*, o *Dhanurásana*, o *Sarvangásana*, o *Viparita-Karani* e o *Halásana* são todos ásanas que submetem o coração a pressões alternadas durante a primeira parte do exercício e, dessa maneira, favorecem ativamente a saúde dos órgãos circulatórios.

De todos os órgãos de circulação, os mais fracos são as veias. Não obstante, obrigadas a ajuntar o sangue de todas as partes do corpo, vencem a própria inércia e conduzem-no de volta ao coração. Esse trabalho "morro acima" representa pesada carga para as frágeis paredes das veias; daí as queixas que constantemente ouvimos sobre "veias varicosas". As veias necessitam de ajuda externa, mais até do que os outros órgãos circulatórios. E já há milhares de anos que os sábios e mestres da Índia conheciam que os vasos sanguíneos podem ser fortalecidos por exercícios tais como o *Sirshásana*, o *Sarvangásana* e o *Viparita-Karani*, os quais, em conseqüência da posição invertida do corpo, permitem ao sangue fluir de volta ao coração sem nenhum esforço. Essas posturas, que reduzem a pressão sobre as veias durante vários minutos por dia tendem a encompridar-lhes consideravelmente a vida. O seu efeito é espantoso. O breve repouso que tais vasos sanguíneos obtêm durante o exercício dos ásanas é mais do que suficiente para a sua regeneração. Com diários exercícios de ásanas de vários minutos de duração, até as veias varicosas podem curar-se. Isto não é tão inacreditável quanto pode parecer à primeira vista se considerarmos a tremenda habilidade do organismo humano para regenerar-se quando se pilha em condições favoráveis de saúde. De mais a mais, não descuremos da nutrição adequada dos tecidos e do consumo de oxigênio. Nos capítulos dedicados à respiração já discutimos o aumento da quantidade total de oxigênio inalado pelo corpo e o efeito vitalizante e prolongador da vida dos exercícios pulmonares. A esse respeito seja-nos apenas permitido aduzir que, pela prática dos ásanas iogues, os músculos do tórax são ainda mais fortalecidos, e os resultados do pranaiama associado aos ásanas, ainda mais aparentes. O *Salabhásana* é a quintessência do perfeito exercício para os pulmões e, por essa razão, é também cognominado "pranaiama-ásana". Ao praticar o *Salabhásana,* o ar deve ser aspirado profundamente e retido sob alta pressão pulmonar durante alguns segundos até o fim do exercício. Pela prática do *Salabhásana* duas ou três vezes por dia, todos os dias, não haverá alvéolo, por menor que seja, nem célula, por insignificante que pareça, em todo o pulmão, que não seja melhorada e fortificada pelo poderoso ritmo respiratório.

Os ásanas exercem efeito purificador sobre as passagens do ar, de sorte que certas posturas do corpo servem de complemento ao pranaiama. Em muitíssimos casos, protegem-nos contra as amigdalites e resfriados. O *Sarvangásana,* o *Viparita-Karani,* o *Matsyásana,* o *Jivabandha* e o *Simhamudra* são magníficos preventivos para curar as amigdalites incipientes e podem até curar resfriados.

A saúde dos tecidos e, portanto, a saúde de todo o organismo humano não somente depende de uma provisão adequada e sistemática de alimento, mas também — como dissemos no começo deste capítulo — do perfeito funcionamento das *glândulas de secreção interna* (*endócrinas*). A glândula pineal, a tiróide, a pituitária, as supra-renais, as glândulas sexuais, etc., são as glândulas endócrinas mais importantes do organismo. O funcionamento inadequado ou deficiente de qualquer uma delas pode acarretar gravíssimos distúrbios. Os seguintes ásanas são excelentemente apropriados à conservação da saúde da tiróide: o *Sarvangásana,* o *Viparita-Karani,* o *Matsyásana,* o *Jivabandha* e o *Simhamudra.* As glândulas pituitária e pineal são beneficiadas pelo *Sarvangásana* e as glândulas sexuais, pelo *Sarvangásana,* pelo *Uddiyana* e pelo *Nauli.*

O segundo requisito indispensável à saúde dos tecidos é a completa eliminação dos resíduos: gás carbônico, ácido úrico, urina, fezes e suor. Se, por uma razão qualquer, essas substâncias tóxicas permanecerem no corpo por mais tempo do que o necessário, podem provocar transtornos sérios. Só são eficientemente eliminadas quando os órgãos da respiração, da eliminação da água e da digestão funcionam com perfeição.

Já mencionei os ásanas que produzem efeito benéfico sobre a respiração e a digestão. A saúde dos rins é favorecida pelo *Uddiyana,* pelo *Nauli,* pelo *Bhujangásana* e pelo *Dhanurásana*.

O terceiro requisito indispensável à saúde dos tecidos é o perfeito funcionamento do sistema nervoso.

A parte mais importante do sistema nervoso é o cérebro, acompanhado da poderosa medula espinhal, localizada na coluna vertebral, e pelos dois feixes de nervos do sistema simpático. Do cérebro e da medula irradiam-se os nervos para todas as partes do corpo. Tão completa é essa rede de nervos que não há uma única porção de tecido em qualquer parte do corpo que não esteja em contacto com o sistema nervoso. Se, por uma razão qualquer, os nervos se deterioram, os tecidos funcionam inadequadamente, e se as conexões nervosas de determinada parte do corpo deixam de funcionar ou são destruídas, essa parte fica paralisada. Degenerando os nervos do intestino grosso, este deixa de funcionar adequadamente e o resultado é a constipação ou o catarro intestinal crônico. Se cortarmos um dos nervos do rosto ou se ele se paralisar, os músculos servidos por esse nervo já não se poderão contrair.

O antigo sistema de posturas indianas tem um efeito tão benéfico sobre o sistema nervoso quanto sôbre os órgãos digestivos, as glândulas endócrinas e os órgãos de eliminação. O *Sirshásana* e o *Viparita-Karani* servem também de carrear um suprimento mais rico de sangue para o cérebro e, assim, proporcionar maior quantidade de oxigênio aos nervos que acodem aos órgãos dos sentidos. Nesse particular, os exercícios iogues atuam principalmente sobre os músculos do abdome e a coluna vertebral. Ao fortalecer esta última e os seus músculos, estamos ajudando os nervos que a atravessam, assim como os feixes de nervos simpáticos. Semelhantemente, os outros ásanas fortalecem os nervos do tórax, do abdome, das costas e dos flancos. Fornecendo sangue fresco à cabeça, os ásanas adequados favorecem as faculdades mentais (memória, ambição, gosto do trabalho, etc.) e nos ajudam a obter o domínio de nós mesmos. Aos que desejam praticar a Ioga mental, isto é, a Raja Ioga, aconselha-se, portanto, que iniciem os seus exercícios com a Hatha Ioga.

Cumpre salientar que, sejam embora os ásanas capazes de manter o corpo e os músculos saudáveis e fortes, não servem para criar músculos poderosos e um corpo de aparência atlética. As pessoas que não somente querem gozar de perfeita saúde mas também desejam possuir músculos desenvolvidos e vigorosos podem consegui-lo facilmente por meio de outro ramo da Ioga combinado com exercícios de movimentos lentos. Do ponto de vista europeu, este é um sistema inteiramente novo de exercício muscular. Será descrito em outro capítulo.

A descrição completa dos ásanas e a introdução ao seu exercício prático também se contém num dos capítulos seguintes. Não nos olvidemos, porém, de que o exercício dos ásanas requer sempre um tranqüilo estado mental. Se começarmos o trabalho com o espírito sereno e feliz, as forças curativas liberadas pelos exercícios não precisarão ser empregadas na neutralização das emoções negativas mas podem começar imediatamente o seu maravilhoso efeito calmante sôbre os nervos. A postura meditativa que se assume antes do início dos ásanas serve a este propósito. O aluno deveria tentar sempre esquecer os seus problemas e tôdas as dificuldades da vida voltando simplesmente os pensamentos para o código moral mais elevado de *Yama* e *Niyama*.

"Acredita no criador e acreditarás em tua própria fôrça. Sê justo, e a vida será justa para ti! — Sê moderado em tôdas as expressões da tua existência e viverás longamente sôbre a Terra! — Sê calmo como a calma da manhã. Acredita no futuro como acreditas no nascer do sol. Considera o mundo com serena felicidade! Pois, afinal de contas, Ele que fez e conserva o mundo também cuida de ti!" Com tais pensamentos criamos uma clara atmosfera dentro e à volta de nós e podemos, então, encetar os exercícios.

XII

PRANAIAMA E ÁSANAS. O SEGREDO DA LONGA VIDA

PARTINDO da descrição prática dos ásanas iogues e de um confronto dessas regras com os capítulos sobre o pranaiama, não parecerá impossível a nenhum aluno ocidental de espírito aberto que, através da regulagem da respiração e com a ajuda dos antigos exercícios iogues, possa qualquer pessoa prolongar a vida.

Além disso, aqui apresentaremos uma exata descrição dos mais importantes exercícios respiratórios e ásanas, explicaremos como se executa cada um, e instruiremos o leitor sobre os benefícios mentais e físicos que deles decorrem. Como todos os exercícios físicos, a Hatha Ioga só é benéfica quando inteligentemente aplicada. Assim como o pugilismo, a corrida, a natação, o tênis e outros desportos podem ser danosos quando praticados com excesso ou sem respeito às normas da saúde (fazer exercícios, por exemplo, com o estômago cheio ou em dia excessivamente quente), assim também a prática inadequada da Hatha Ioga pode ser muito perigosa, sobretudo porque os exercícios da Hatha Ioga são eficacíssimos. Entretanto, praticados de maneira conveniente, o seu efeito é benéfico! Por outro lado, se executarmos os exercícios da Hatha Ioga sem medida, deixando-nos arrastar a excessos por não atentar para as nossas atuais condições, o dano pode ser igualmente grande. A experiência mostra, contudo, que aquele que observa, ainda que superficialmente, a reação do próprio organismo, não tarda a sentir, por instinto, quais os exercícios que lhe convêm e quais os que podem prejudicá-lo; nesse caso, escolherá os mais convenientes. Quem quer que padeça de transtornos dos pulmões, dos rins, do coração, do fígado ou apresente outros distúrbios não deve exercitar-se sem o assessoramento de um professor competente! O aluno sadio será, sem dúvida, capaz de julgar quais os exercícios benéficos para ele e quais os que hão de ser evitados. Em caso de congestão ou quando está com o estômago cheio, não fará o *Viparita-Karani* nem o *Sirshásana;* nem fará o *Uddiyana-Bandha* ou o *Nauli* se estiver sofrendo do estômago ou de catarro intestinal. — Por outro lado, em casos de anemia cerebral, hemorróidas ou veias varicosas recorrerá ao *Sarvangásana*. E assim por diante.

A título de ilustração, encontra-se no fim deste livro uma tabela baseada em longos anos de experiência. O aluno que a seguir à risca obterá o maior proveito dos exercícios que praticar. Advertimos, porém, taxativamente, aos leitores que se não deixem iludir pela aparente singeleza dos exercícios iniciais. Ninguém deverá pensar que alguns são "fáceis demais" e podem ser desprezados. Tal procedimento seria extremamente desavisado. Exercícios que envolvem a retenção da respiração, quando essa retenção é iniciada suavemente e gradativamente prolongada, são benéficos, mas os excessos nesse sentido podem redundar em dilatação dos pulmões e do coração.

Um discípulo iogue na Índia, por exemplo, ouviu do mestre — à guisa de introdução — que deveria fazer sete respirações iogues completas de manhã, ao meio-dia e ao anoitecer.

— Sete exercícios não são suficientes para mim — pensou o aluno. — Sete, provavelmente, nem sequer surtirão efeito!

E, a fim de progredir mais depressa, fez o exercício *cinqüenta vezes*. No dia seguinte, notava-se-lhe em todo o corpo violenta erupção vermelha. Explicou-lhe o mestre que o excessivo esforço respiratório acarretara rápida agitação de todas as impurezas e toxinas do organismo e que essa matéria tóxica fora levada para a pele em forma de erupção. Durante um ou dois dias, teve febre alta e uma coceira medonha até voltar ao estado normal. A partir de então, o ambicioso discípulo contentou-se em progredir no ritmo prescrito pelo mestre. Por conseguinte, não nos apressemos e façamos os exercícios com paciência, de acordo com sábias instruções baseadas em milhares de anos de experiência. Dessa maneira não poderá haver contratempos e conheceremos *apenas os efeitos benéficos da Hatha Ioga.*

Na tabela, os exercícios estão dispostos de tal maneira que um exercício estimulante é sempre seguido de outro que relaxa, fortalece ou descansa. Para o principiante não iniciado do Ocidente é, portanto, aconselhável segui-la rigorosamente.

É melhor fazer os exercícios de manhã cedo ou à tardinha, antes do jantar — mas nunca com o estômago cheio! Também não se recomenda a prática dos exercícios imediatamente antes de deitar-se, pois as quantidades de oxigênio e prana absorvidos durante o pranaiama e os ásanas estimulantes produzem um efeito tão revigorante que é difícil adormecer depois de praticá-los.

XIII

EXERCÍCIOS RESPIRATÓRIOS DO PRANAIAMA

O REQUISITO fundamental para a regulagem da respiração é o controle do ritmo. Eis por que devemos lembrar-nos sempre de respirar com regularidade, contando exatamente o ritmo prescrito. Para medir o tempo, os iogues indianos contam as batidas do pulso. O melhor processo é tomar o pulso e determinar o ritmo do coração antes de iniciar os exercícios. Esse ritmo é a base da nossa contagem. Todo exercício respiratório começa por uma vigorosa expiração.

A base dos exercícios de respiração é a respiração iogue completa, que consiste de três partes: respiração "abdominal", "média" e "superior".

A base dos exercícios de respiração é a respiração iogue completa, que consiste de três partes: respiração "abdominal", "média" e "superior".

RESPIRAÇÃO ABDOMINAL

(Figura 6)

Execução. — Em pé, sentado ou deitado. Consciência dirigida para a região do umbigo. Com a expiração, encolhemos a parede abdominal. Em seguida, pelo nariz, *inspiramos* devagar o ar, ao mesmo tempo que relaxamos o diafragma; a parede abdominal arqueia-se para fora, enchendo-se de ar a parte inferior dos pulmões. *Expiração*: a parede abdominal encolhe-se com firmeza, expelindo o ar dos pulmões pelo nariz. Na respiração abdominal, só os lobos inferiores dos pulmões se enchem de ar e, dessarte, só o abdome executa um movimento ondulatório, ao passo que o peito permanece *imóvel*.

Efeito terapêutico. — Magnífico relaxamento para o coração. Reduz a pressão sanguínea elevada, estimula a digestão, regula a atividade intestinal. A respiração abdominal proporciona uma esplêndida massagem interna a todos os órgãos do abdome.

RESPIRAÇÃO MÉDIA

(Figura 7)

Execução. — Em pé, sentado ou deitado. Consciência dirigida para as costelas. Depois de expirar o ar *inspiramo-lo* lentamente, pelo nariz, enquanto expandimos as costelas para ambos os lados. Ao *expirar* — contraímos as costelas, expelindo o ar pelo nariz. Na respiração média enche-se de ar a porção média dos pulmões, ao passo que *o abdome e os ombros permanecem imóveis*.

Efeito terapêutico. — Alivia a pressão sobre o coração; renova a circulação sanguínea para o fígado, a vesícula, o estômago, o baço e os rins.

RESPIRAÇÃO SUPERIOR

(Figura 8)

Execução. — Em pé, sentado ou deitado. Dirigimos a consciência para o ápice dos pulmões. Depois de expirar o ar, *inspiramo-lo* levantando lentamente as clavículas e os ombros, deixando-o penetrar pelo nariz e encher a parte superior dos pulmões. Ao *expirar* o ar, abaixamos vagarosamente os ombros e expelimo-lo dos pulmões pelo nariz. Na respiração superior o *abdome e a parte média do tórax permanecem imóveis*.

Efeito terapêutico. — Fortalece os nódulos linfáticos hilários dos pulmões; areja completamente o vértice dos pulmões.

1. RESPIRAÇÃO IOGUE COMPLETA

Poderiam escrever-se volumes inteiros sobre os efeitos terapêuticos da respiração iogue completa. Através dos pulmões e da circulação do sangue, ela enche o corpo todo de oxigênio e prana. Fora ocioso enumerar todos os órgãos, desde o cérebro até os dedos do pé, e explicar pormenorizadamente como e por que cada um deles é fortalecido, rejuvenescido e tonificado por meio desse exercício. Não há uma única parte do corpo, por menor que seja, que não se beneficie dessa respiração. O efeito salutar atinge até a nossa mente, no sentido de que todo o ser se enche de nova força. A mente adquire paz, segurança e confiança em si mesma. A respiração iogue elimina as impurezas do sangue, aumenta a resistência, estimula o metabolismo e exerce um efeito regenerativo particularmente notável sobre as glândulas endócrinas, rejuvenescendo todo o organismo. Ocorre amiúde nas escolas iogues que alunos, já não incluídos entre os mais jovens, depois de um ou dois meses de exercícios, refiram, prazenteiros, o desaparecimento de certos sintomas tais como a retração das gengivas, a hipermetropia incipiente, etc., que consideravam como sinais de velhice e aos quais não haviam previamente aludido por não esperarem melhoria alguma.

Na Índia, bem como em várias clínicas universitárias da Europa, médicos notáveis estão fazendo experiências com a respiração rítmica completa dos Iogues. Em todos os campos de pesquisa chegaram a resultados surpreendentes, sobretudo em casos de pressão sanguínea elevada e distúrbios cardíacos. Os facultativos incumbidos dos experimentos pasmaram dos resultados obtidos. Em numerosos casos de distúrbios cardíacos, tidos por incuráveis, obtivera-se uma cura completa; em outros casos, em que a cura completa não fora possível, conseguira-se, pelo menos, permanente melhoria. Apenas por meio da respiração iogue, corações enfermos e hipertrofiados voltaram, aproximadamente, às dimensões normais.

Na maioria dos casos, o transtorno cardíaco é apenas resultante de perturbações funcionais de outros órgãos, quase sempre da tiróide e dos rins. Há excelentes medicamentos para o coração — a digitalina, por exemplo. Mas embora seja verdade que tais remédios auxiliam o coração, *não curam a causa do mal*. A respiração iogue completa, aplicada em conexão com um tratamento mental apropriado e posturas corporais, corrige as perturbações orgânicas determinantes do distúrbio cardíaco e, em resultado disso, o coração também recobra a saúde. Conseqüentemente, o efeito da respiração iogue completa ultrapassa o de qualquer medicamento que apenas atue sobre o coração, por melhor que seja. A especialização acarretou a divisão da ciência médica e a terapêutica passou a ser, tão-somente, a arte de tratar os sintomas. Esquecem-se as pessoas de que *o corpo humano é uma unidade indivisível*, de sorte que uma glandulazinha insignificante é, muita vez, responsável por uma desordem que se manifesta numa parte afastada do corpo.

Se tivermos uma enfermidade qualquer da vesícula, dos pulmões ou de outro órgão, cada parte do nosso corpo, do cérebro até a última célula pigmentária da pele, modifica-se, isto é, torna-se diferente do mesmo órgão numa pessoa sadia. Não existe a moléstia de *um órgão só*: é possível, entretanto, para um estado enfermiço geral, que *culmine* num órgão. Assim, todo o ser humano adoece, e não uma parte apenas do seu corpo. Fiquei surpreso, por exemplo, ao ver que um paciente submetido a um tratamento de hipertensão e desarranjos cardíacos tivesse de submeter-se aos remédios mais díspares possíveis, tais como sangrias, medicamentos químicos, etc., sem qualquer resultado. Nem mesmo o famosíssimo professor tivera o cuidado de examinar os pés e o andar do doente, que padecia de um caso não tratado de pés chatos. Em resultado disso, *as cargas estáticas que pesavam sobre todo o esqueleto estavam tão mal distribuídas que os nervos nascidos da espinha ficaram transtornados* e o coração, incapaz de arcar com o peso excessivo causado pela imprópria distribuição de pesos, também fora afetado, provocando-se-lhe a hipertensão e a degeneração. Os exercícios iogues devolveram aos ossos do tornozelo a posição correta. O esqueleto voltou a carregar o peso do corpo à maneira normal, cessou a dissipação de energia, a coluna vertebral tornou à posição normal, restauraram-se os nervos, diminuiu a pressão sanguínea e o coração, libertado da carga excessiva, não tardou em voltar à normalidade.

Eu poderia citar um sem-número de casos semelhantes de curas ditas "milagrosas" produzidas pela Hatha Ioga. Na realidade, porém, não são milagrosas, senão perfeitamente naturais. A Hatha Ioga não cura com substâncias químicas, mas com as forças da natureza. A natureza é universal, sintética, e *o homem, filho da natureza, não pode ser dividido nem separado em peças soltas*.

Quem quer que pense com lógica pode agora compreender claramente o seguinte: se os exercícios de Ioga e, primeiro que tudo, a respiração iogue têm uma força curativa tão grande, quanto mais poderoso não será o efeito que hão de exercer sobre a pessoa que já possua a mente sã e o corpo são, *e sempre respire à maneira iogue!* Está mais do que visto que um indivíduo assim há de ser integralmente sadio, imune a quaisquer moléstias, capaz de arrostar todas as dificuldades da vida e constituir-se numa bênção para si e para os que o rodeiam!

A respiração iogue completa é a base de todos os outros exercícios de regulagem da respiração. Os exercícios das páginas seguintes são meras extensões e variações desse método de respirar. O *efeito benéfico da respiração iogue completa é inestimável*. Na verdade, não devera ser apenas um exercício executado em determinadas ocasiões, senão o nosso método e a nossa maneira constantes de respirar. Não apresenta desvantagens, somente vantagens, e é, portanto, igualmente benéfico para os saudáveis e para os achacosos. *Devera ser constantemente usado por ambos. Depois que nos acostumamos a respirar dessa maneira, adquirimos uma profunda paz mental e um autodomínio tão perfeito que nada nos poderá tirar o controle de nós mesmos* (Veja a parte teórica).

Execução. — Em pé, sentado ou deitado. Com a consciência, animamos todo o tronco, seguindo sempre o movimento ondulatório da inspiração e da expiração. Dessa maneira experimentamos um completo equilíbrio. Depois de expirar o ar, *inspiramo-lo* lentamente pelo nariz, contando até oito, e combinando a respiração inferior, média e superior num movimento ondulatório (*Puraka*). Primeiro, expandimos o abdome, depois as costelas, finalmente erguemos as clavículas. Nesse momento, a parede abdominal já está um tanto encolhida e principiamos a expiração (*Rechaka*) da mesma maneira como fizemos a inspiração, isto é, contraindo primeiro a parede abdominal, depois as costelas e, afinal, abaixando os ombros, ao passo que deixamos sair o ar pelo nariz. Na respiração iogue completa, todo o mecanismo respiratório, isto é, os lobos inferiores, medianos e superiores dos pulmões movimenta-se de maneira uniforme. Entre a inspiração e a expiração podemos reter o fôlego tanto tempo quanto nos seja possível sem desconforto.

Efeito terapêutico. — Experimentamos profunda sensação de paz. Este exercício areja de todo o ponto os pulmões, aumenta a provisão de oxigênio e prana no sangue, estabelece o equilíbrio entre as correntes positiva e negativa, acalma o sistema nervoso, regula e modera a atividade do coração, reduz a hipertensão sanguínea e estimula a digestão.

Efeito psíquico. — A acalmação do sistema nervoso afeta o nosso estado mental. Sentimo-nos cheios de paz, quietude e segurança.

2. KUMBHAKA

Execução. — Em pé, sentado ou deitado. A consciência concentra-se no *coração*. O *Kumbhaka,* na verdade, outra coisa não é senão uma respiração iogue completa prolongada pela retenção do fôlego. Aspiramos o ar pelo nariz, contando até oito, como no caso da respiração iogue completa (respiração abdominal, média e superior), retemos o fôlego de oito a trinta e dois segundos (começando com oito segundos, acrescentamos um segundo por dia até chegar aos trinta e dois segundos sem esforço). Ninguém deve reter o fôlego por mais de trinta e dois segundos, a não ser que tenha o coração em perfeitíssimo estado. Se, à proporção que aumentarmos progressivamente o ritmo respiratório, sentirmos alguma tensão no coração, devemos parar no número de segundos que podemos atingir sem esforço para o coração. Expiramos o ar pelo nariz contando também até oito, como na respiração iogue completa.

Efeito terapêutico. — Equilibra as correntes positiva e negativa, exerce esplêndido efeito calmante sobre o sistema nervoso, modera a atividade do coração, e regula conscientemente o pulso quando este apresenta alguma irregularidade. O *Kumbhaka* é o exercício mais eficaz para disciplinar o sistema nervoso e torná-lo consciente.

Efeito psíquico. — Desenvolve a força de vontade e a determinação.

3. UJJAYI

Execução. — Em pé, sentado ou deitado. Dirige-se a consciência para a glândula tiróide. *Inspiramos* o ar pelo nariz como na respiração iogue completa, contando até oito; depois *retemos o fôlego* (*Kumbhaka*) durante oito pulsações. *Expiração.* — Como na respiração iogue completa, mas enquanto contamos até dezesseis e expelimos o ar pela boca, emitimos um sopro prolongado até expulsar completamente o ar dos pulmões. Ato contínuo, encetamos a inspiração seguinte e continuamos o ciclo.

Efeito terapêutico. — Graças à indução de vigorosa corrente positiva, são grandemente estimuladas as glândulas endócrinas. Este exercício tem um efeito particularmente poderoso sobre a tiróide insuficientemente ativa e, assim, aumenta a capacidade de compreensão. Eleva-se a pressão sanguínea anormalmente baixa. As pessoas excitáveis, com propensão para a hiperfunção da tiróide ou para a hipertensão arterial *não* devem praticá-lo.

Efeito psíquico. — Aumenta a vivacidade e a concentração mentais.

ILUSTRAÇÕES

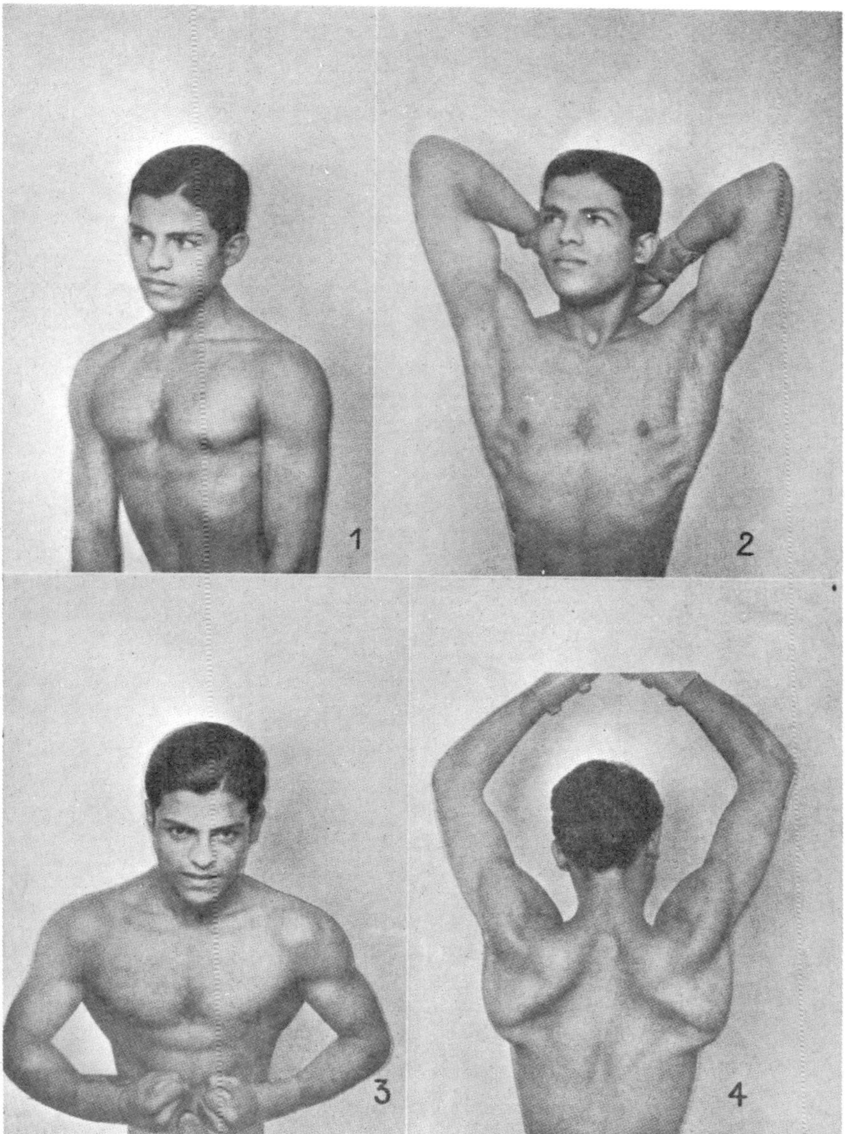
1
2
3
4

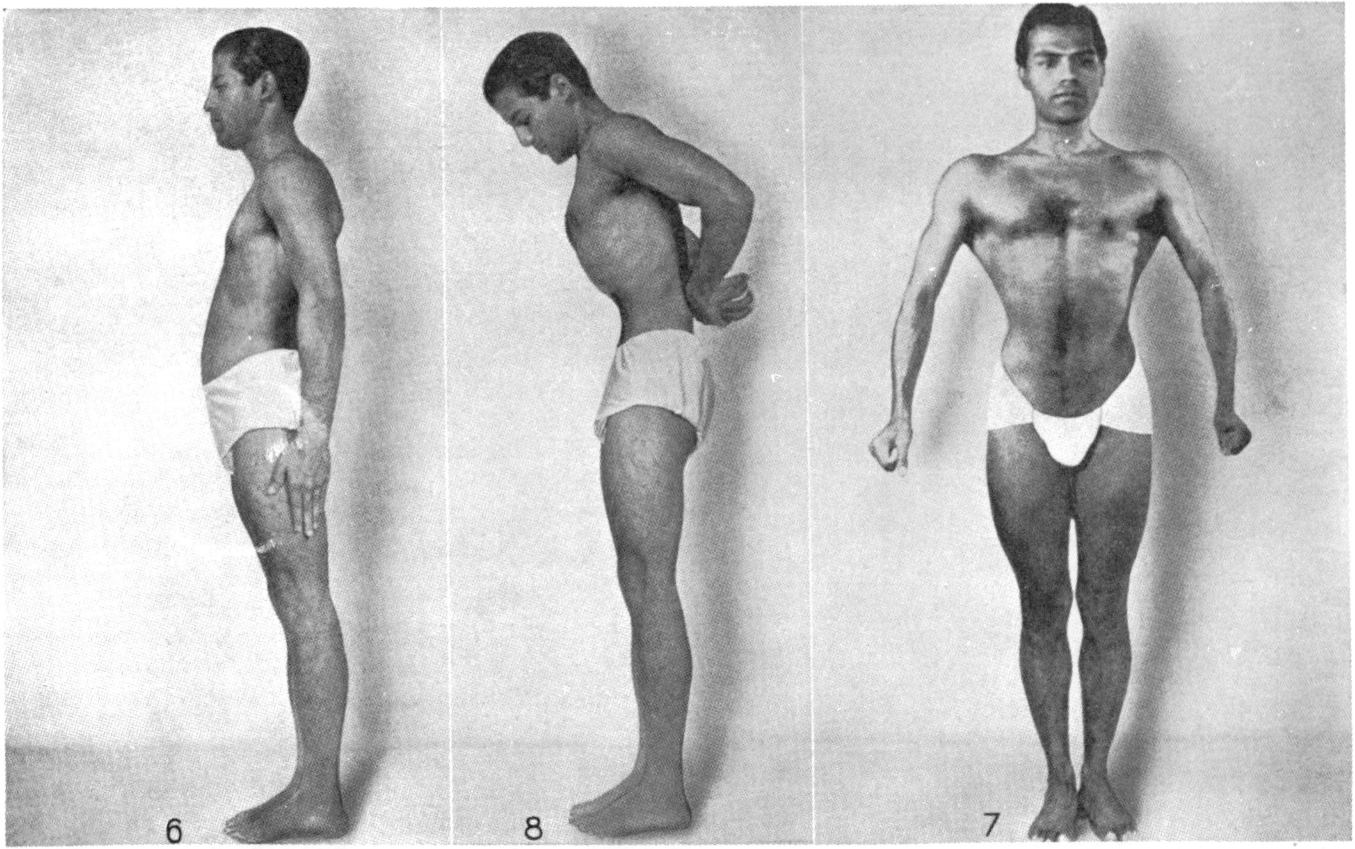

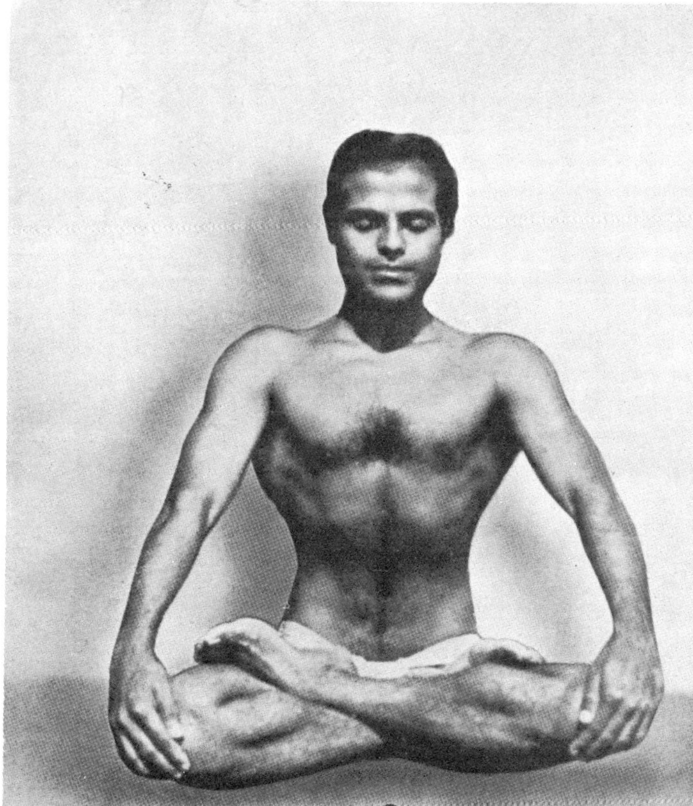

9

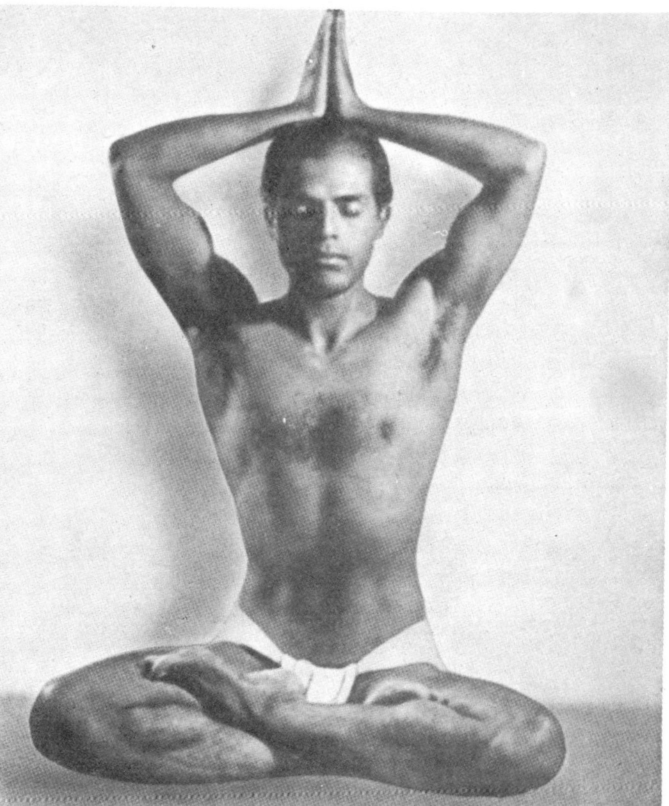

10

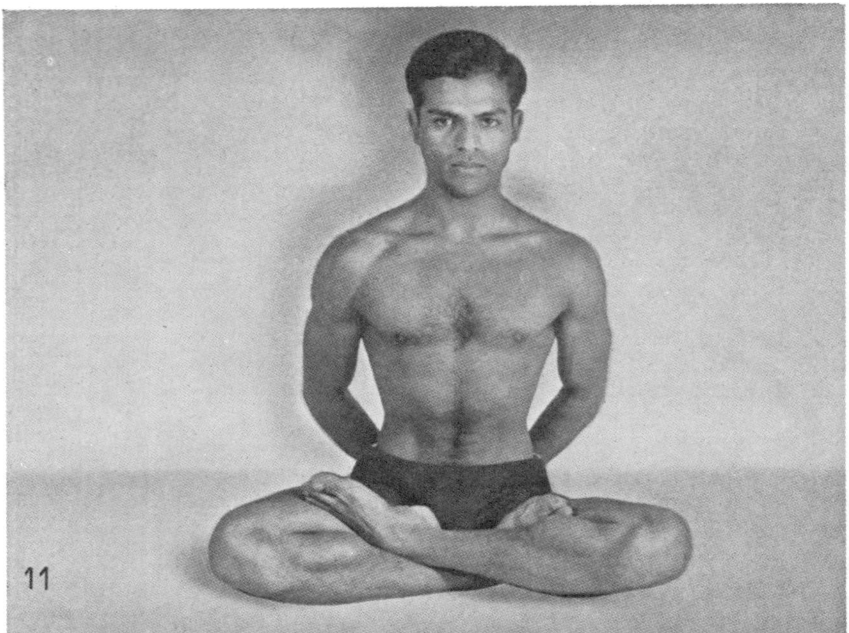

11

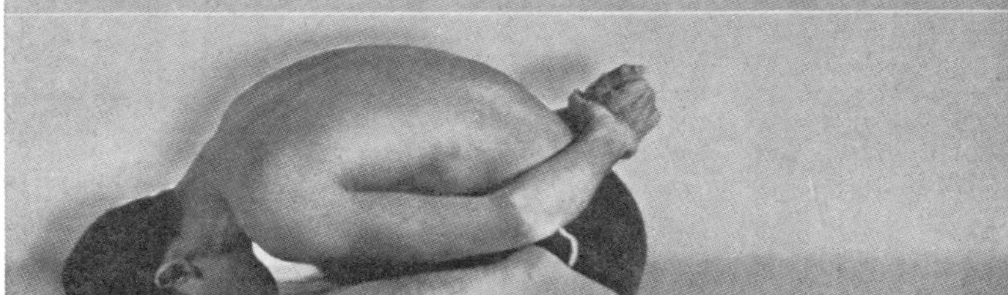

12

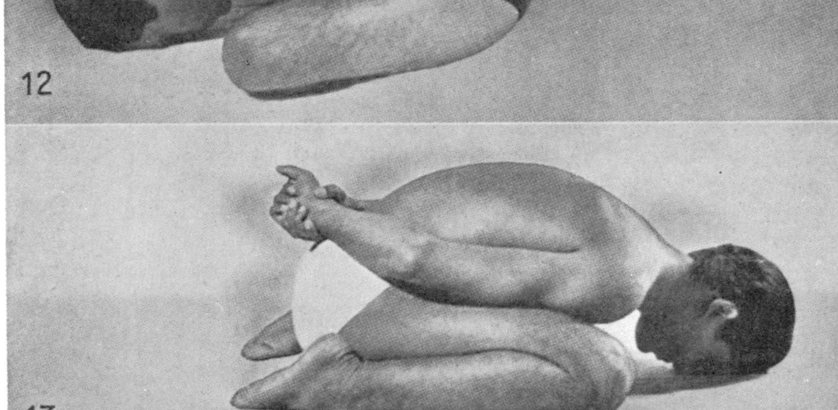

13

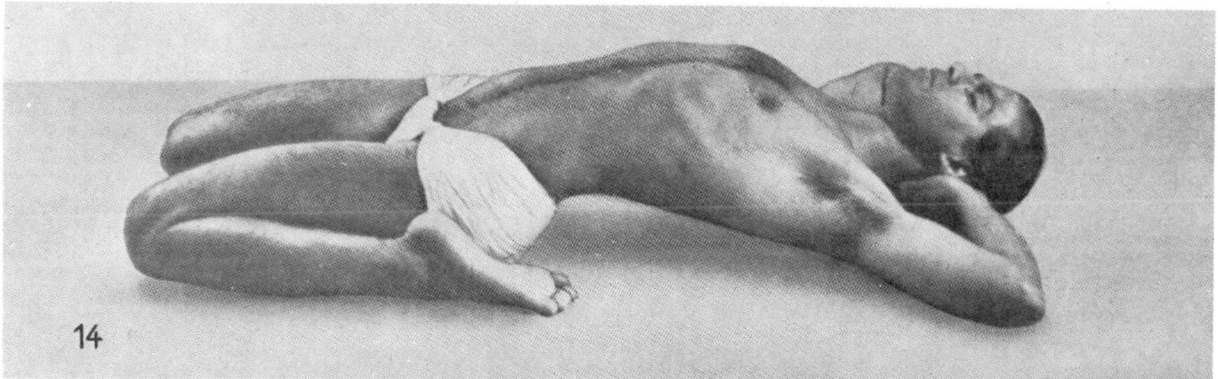

14

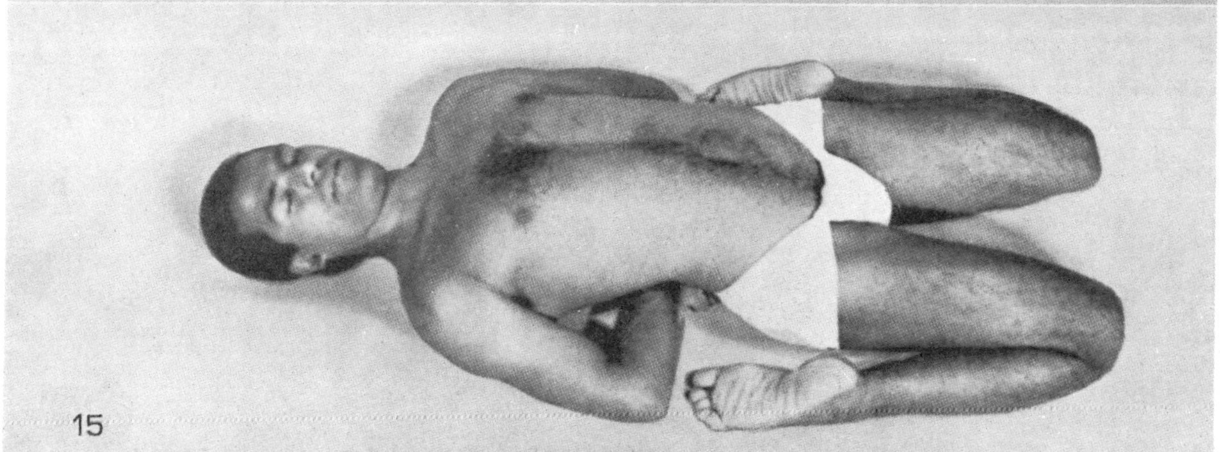

15

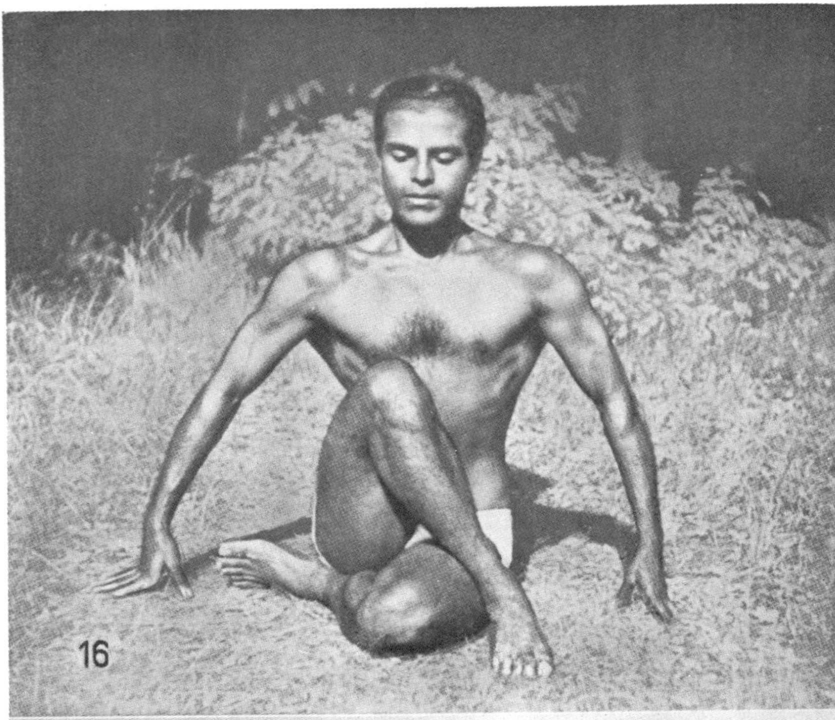

16

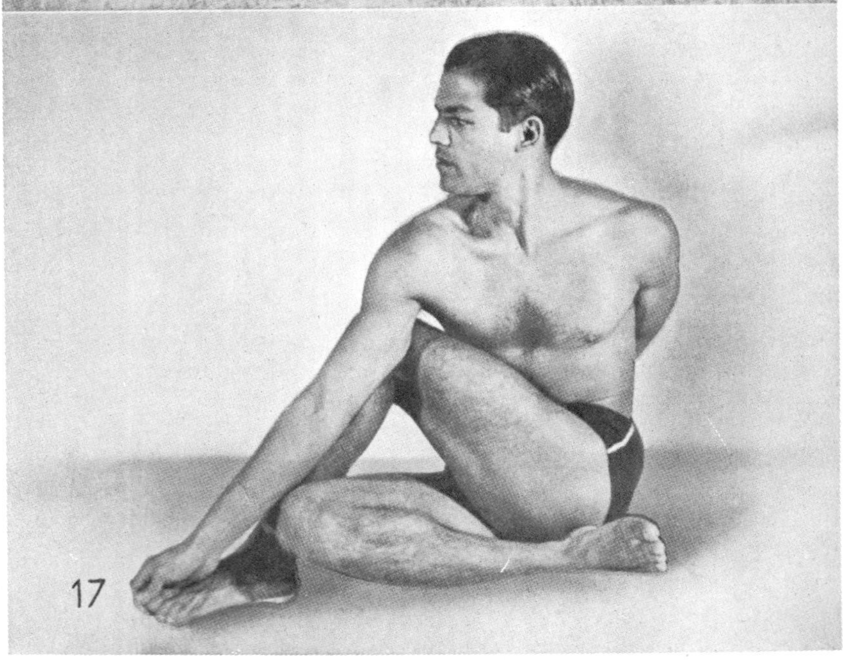

17

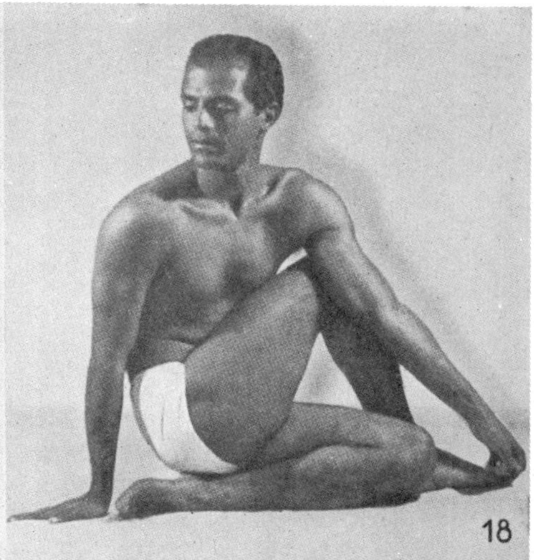

18

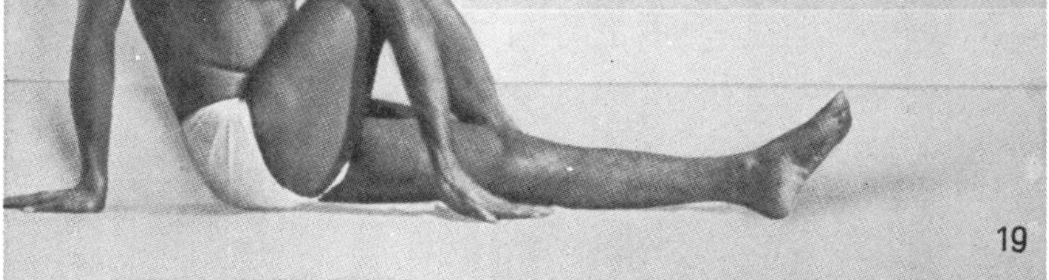

19

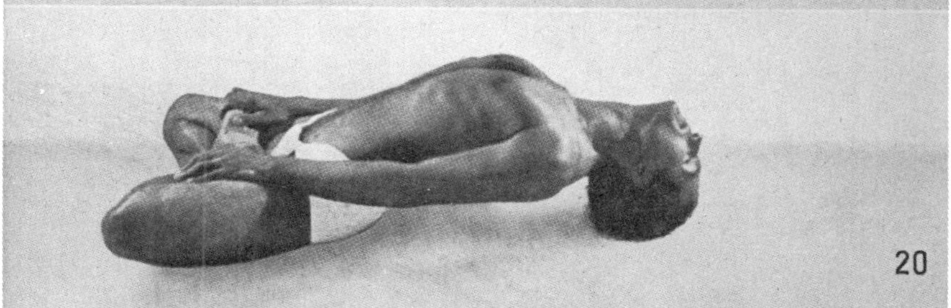

20

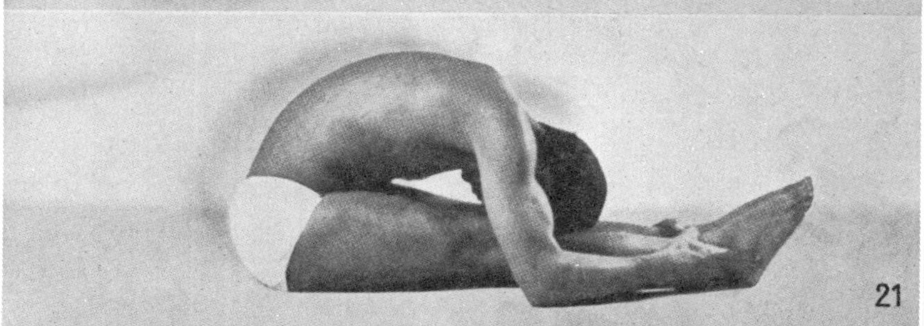

21

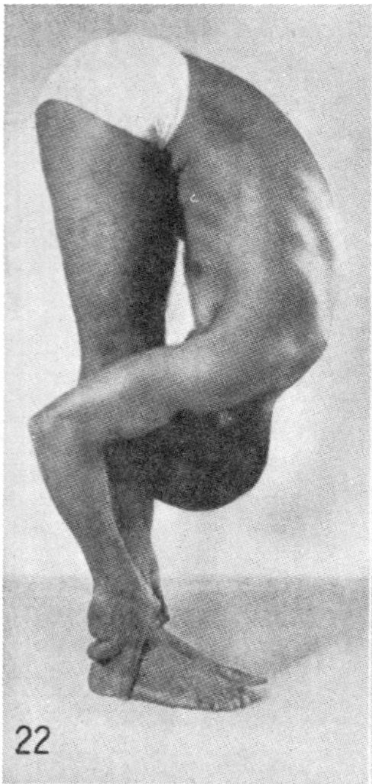
22

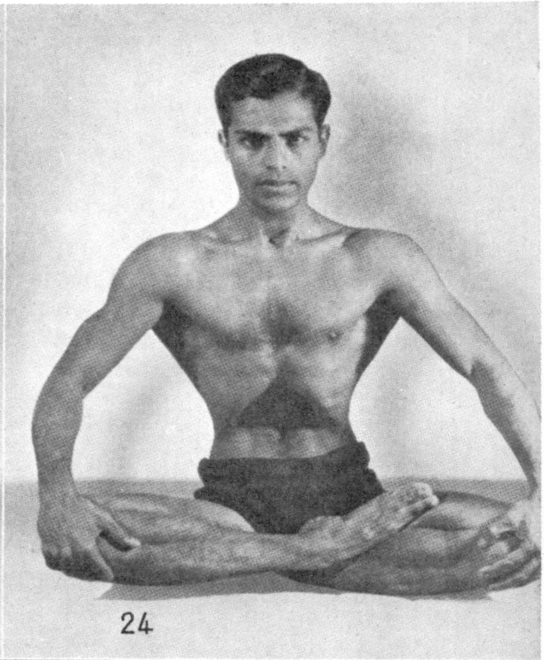
24

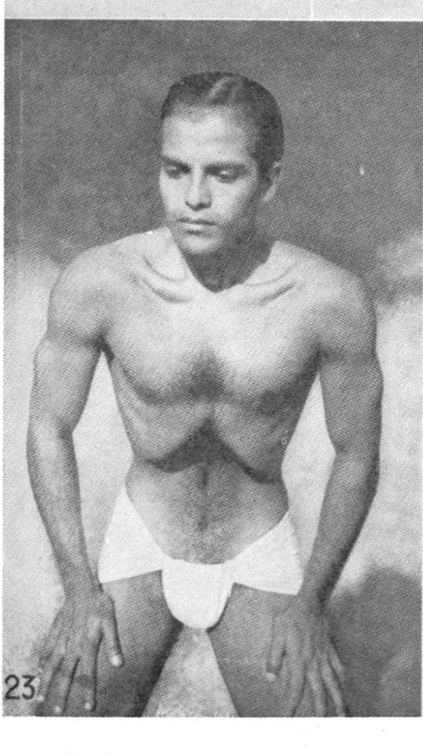
23

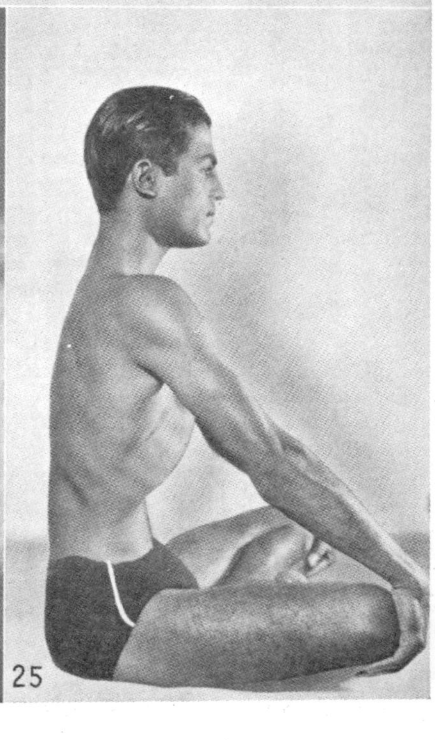
25

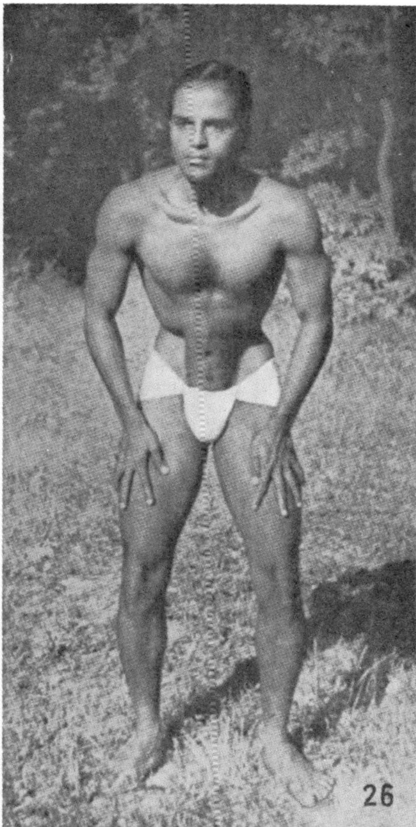

26

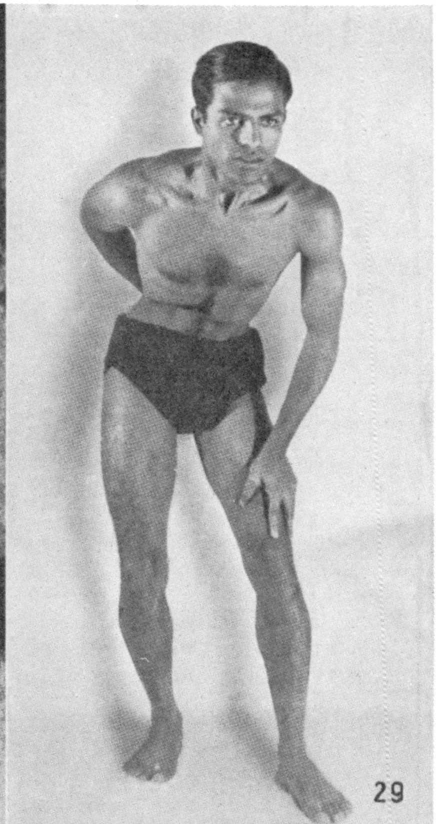

29

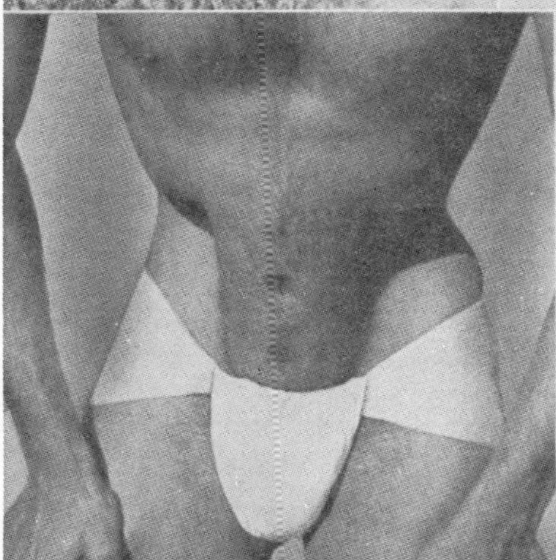

27

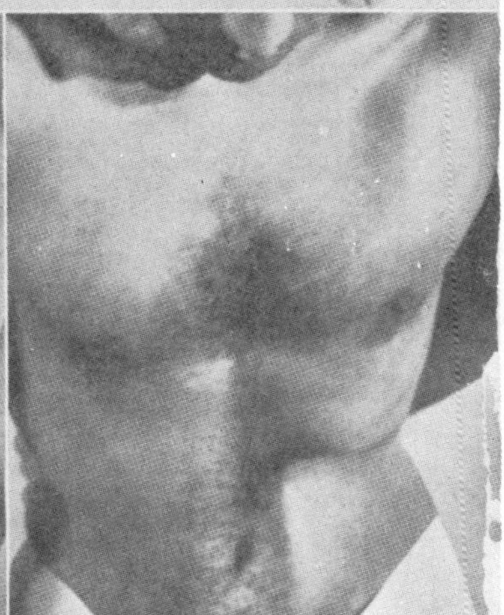

28

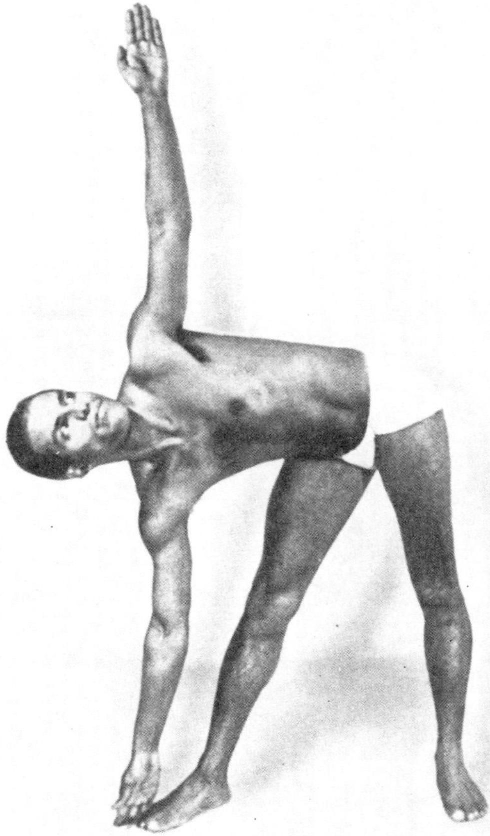

30

31

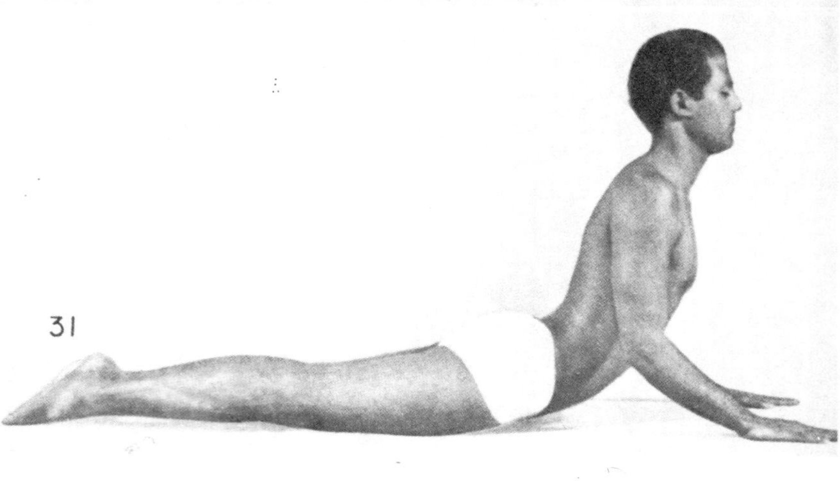

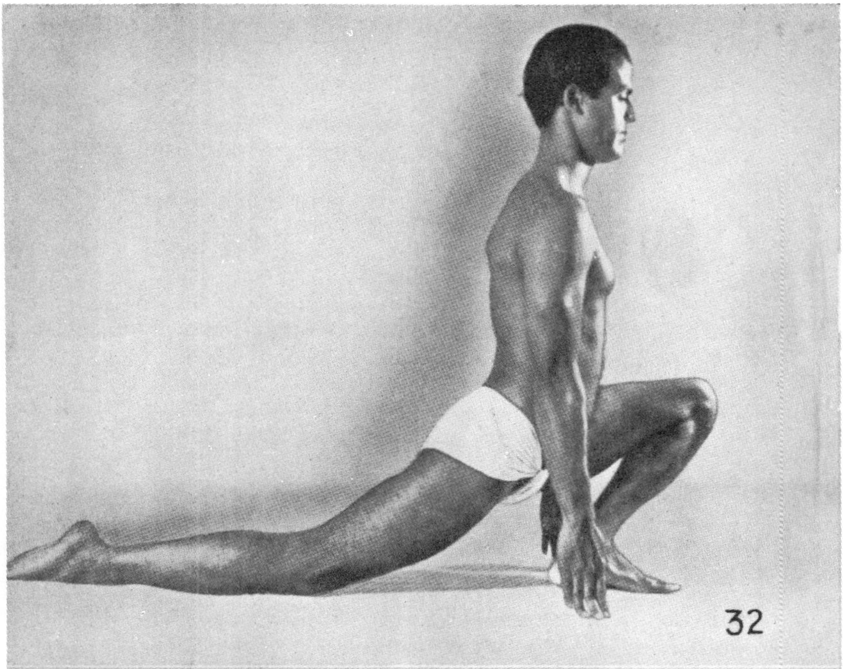

32

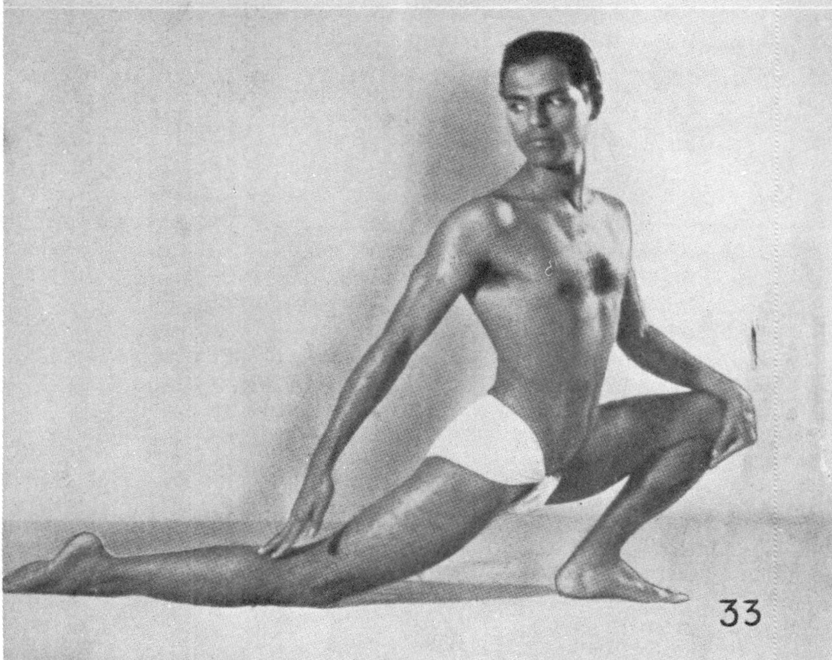

33

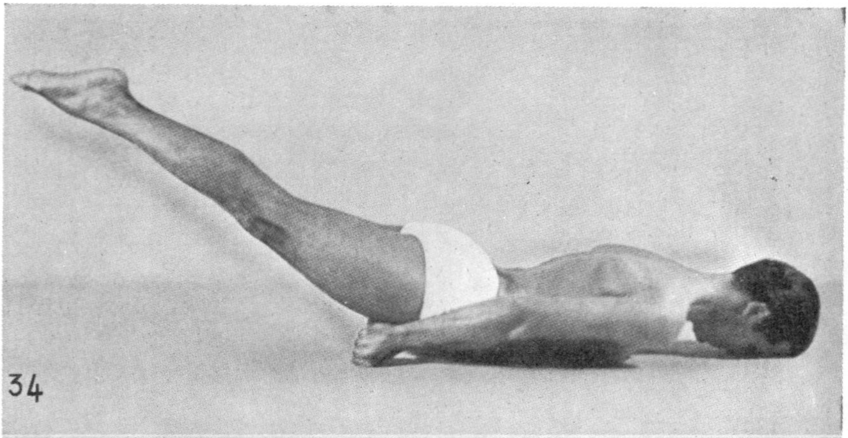
34

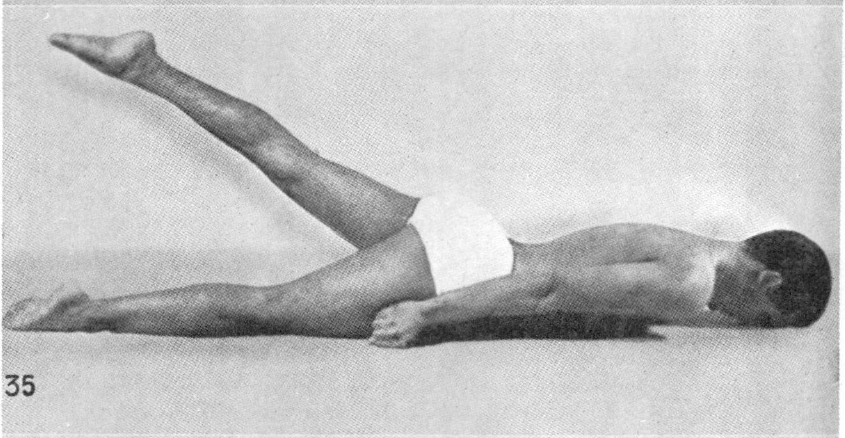
35

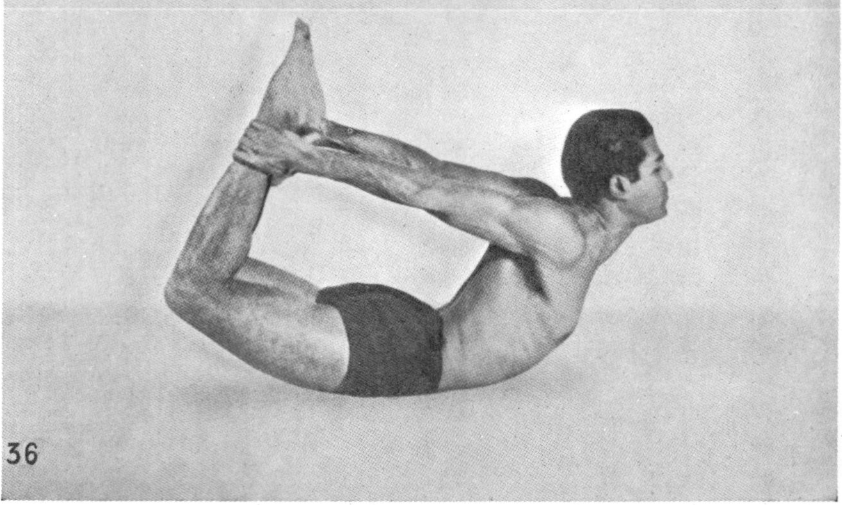
36

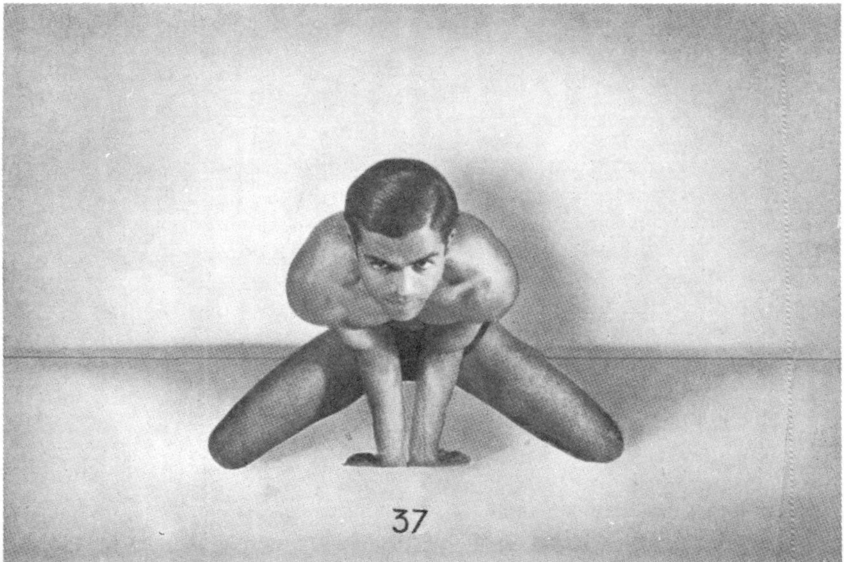

37

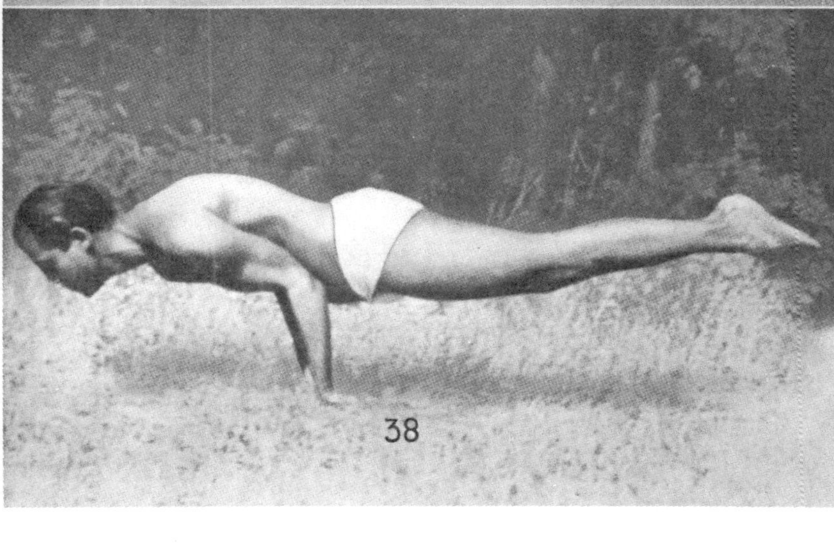

38

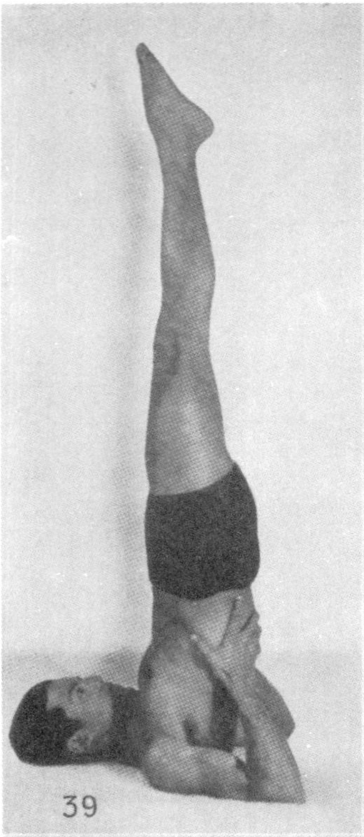

39

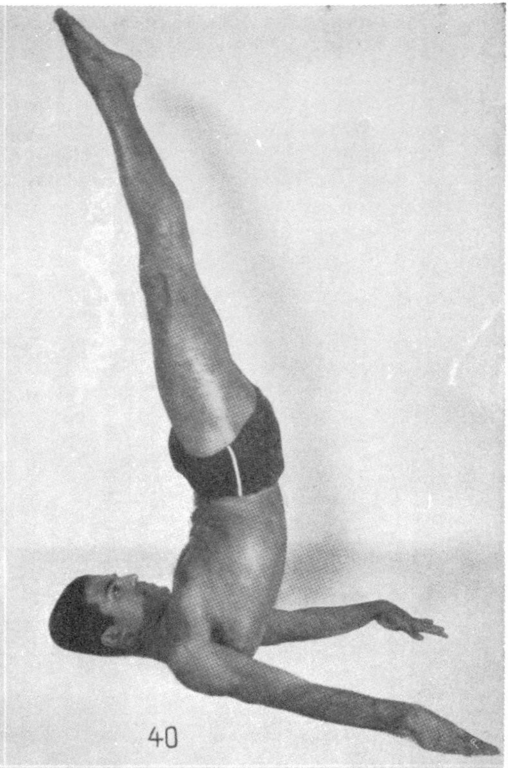

40

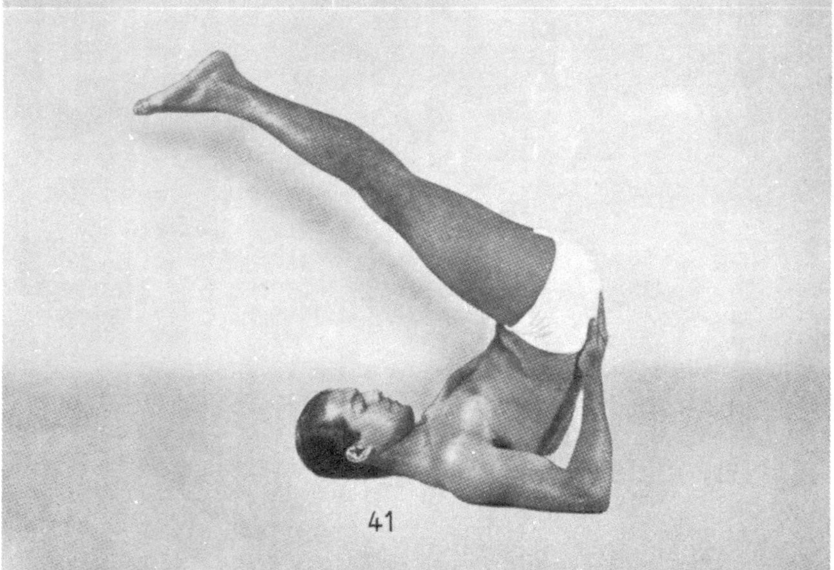

41

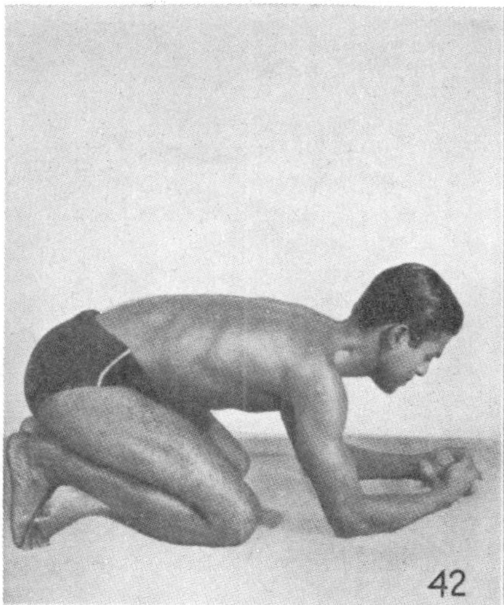
42

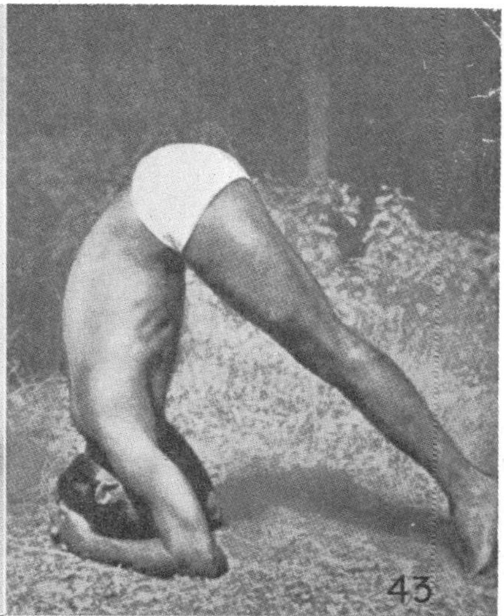
43

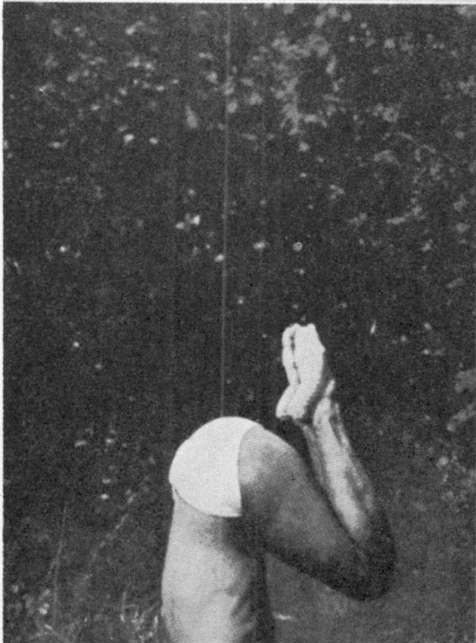
44

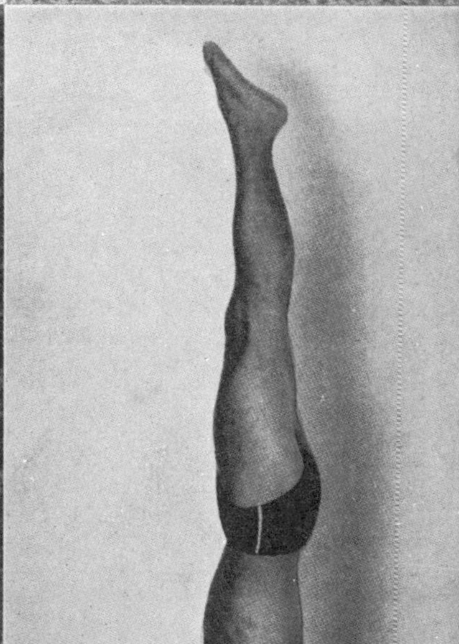
45

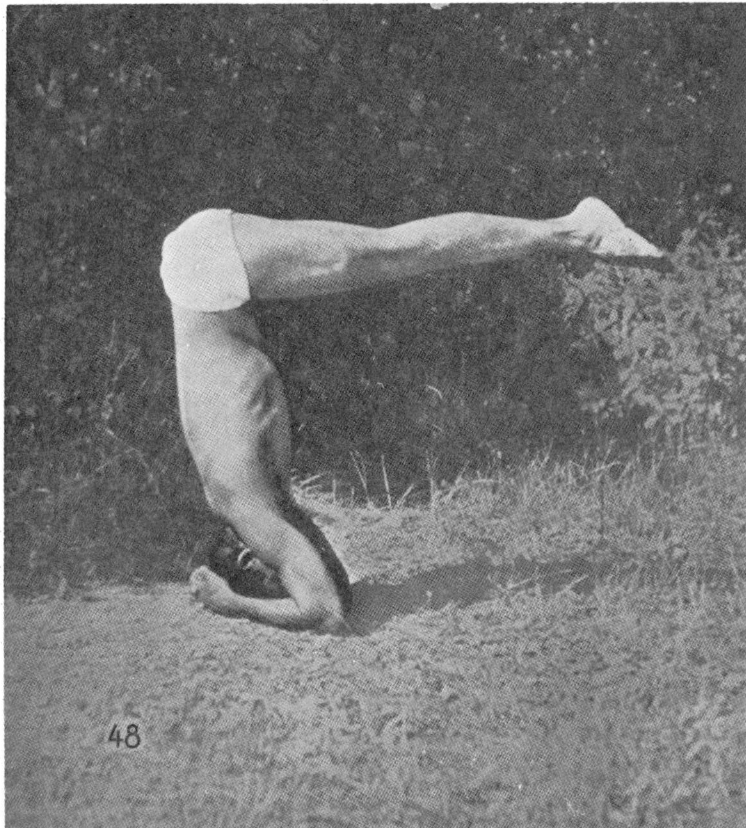
48

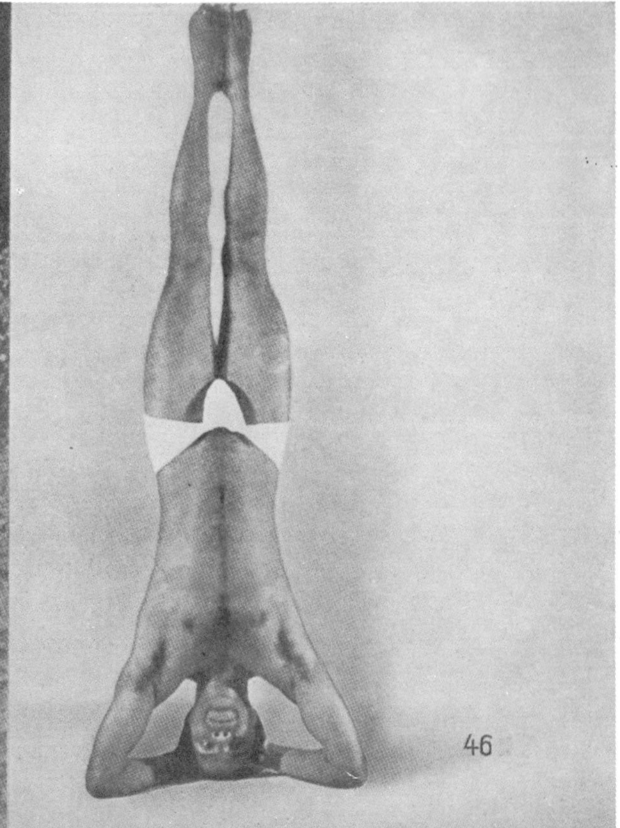
46

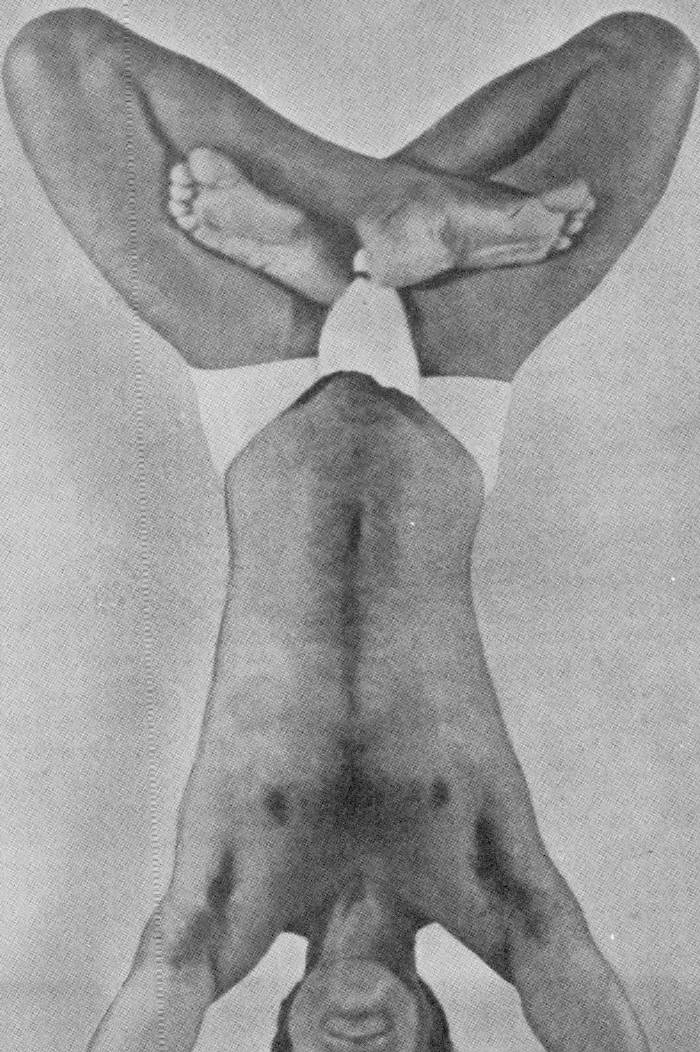

47

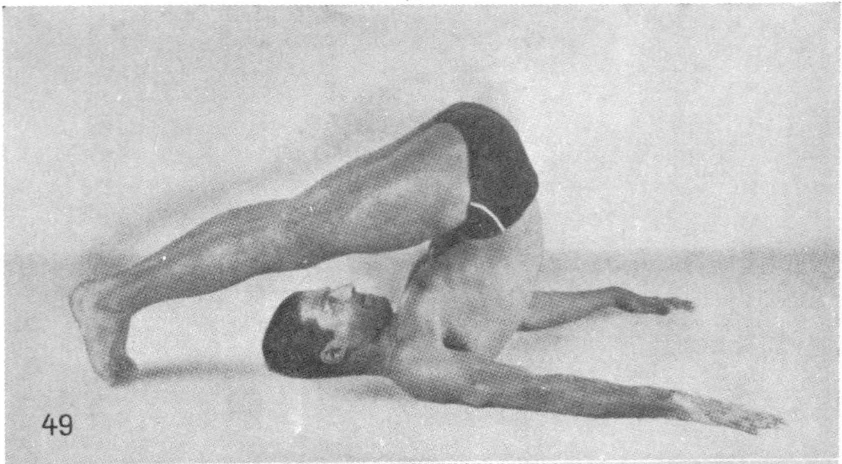

49

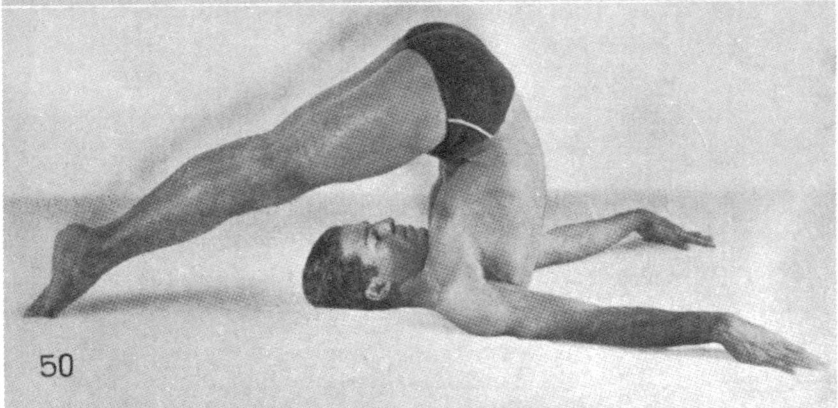

50

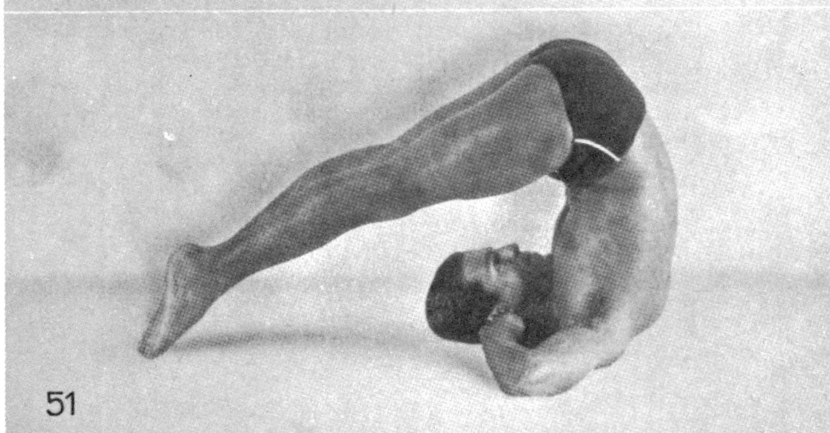

51

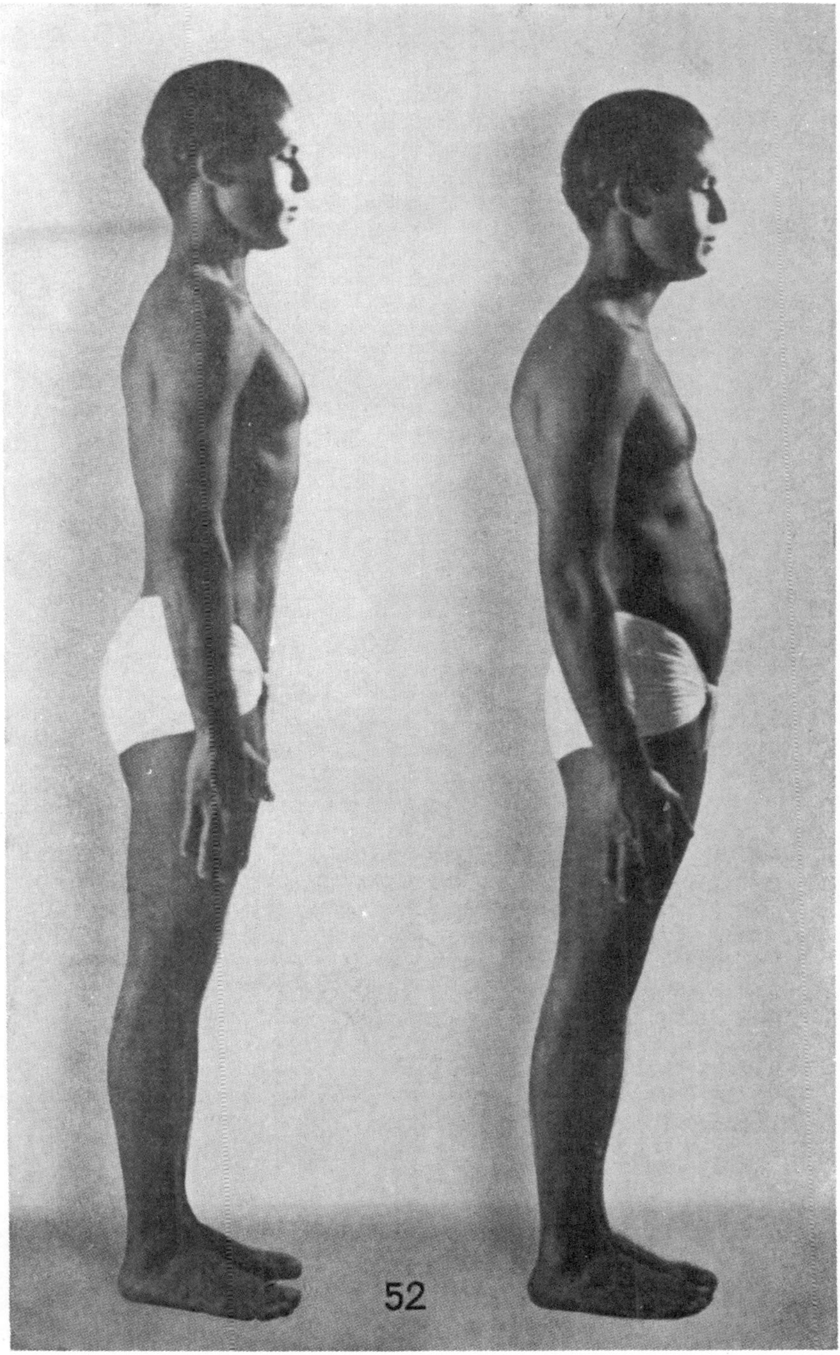

52

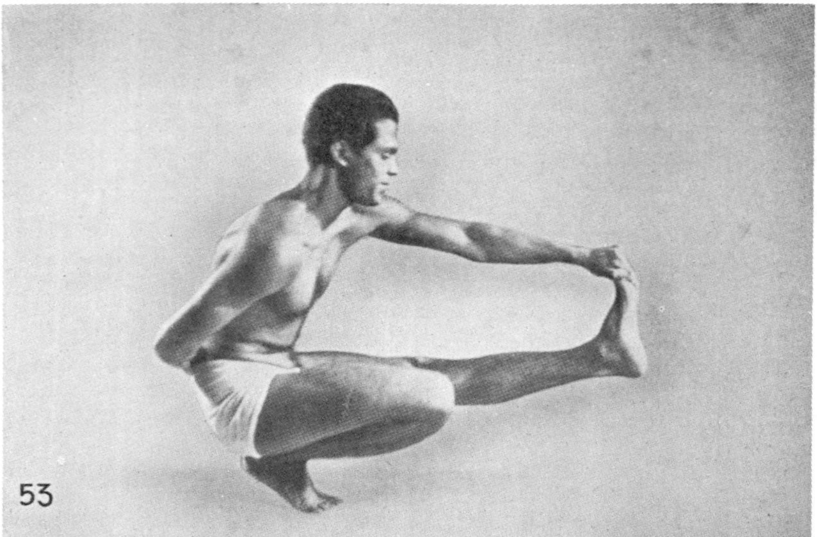
53

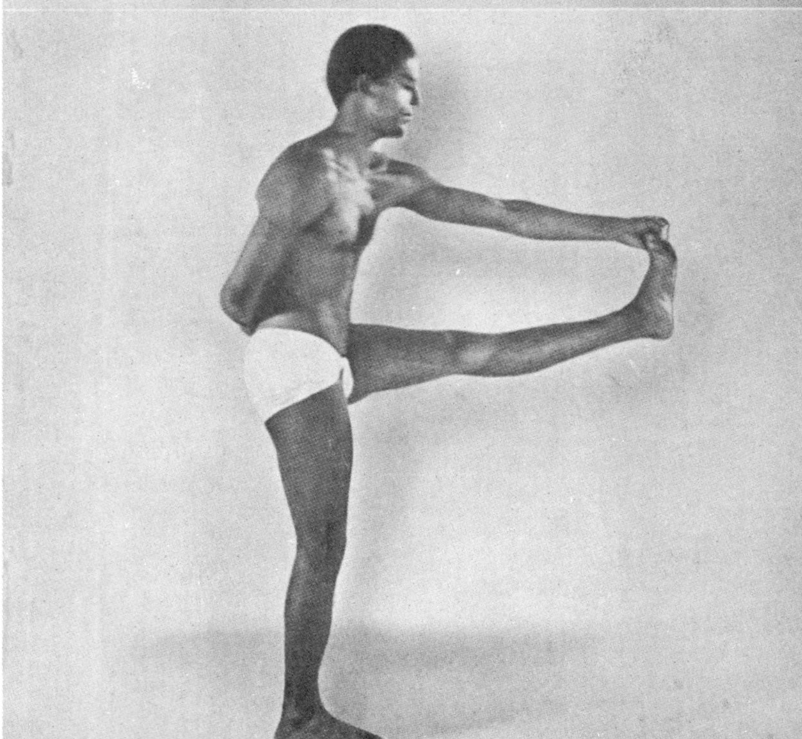
54

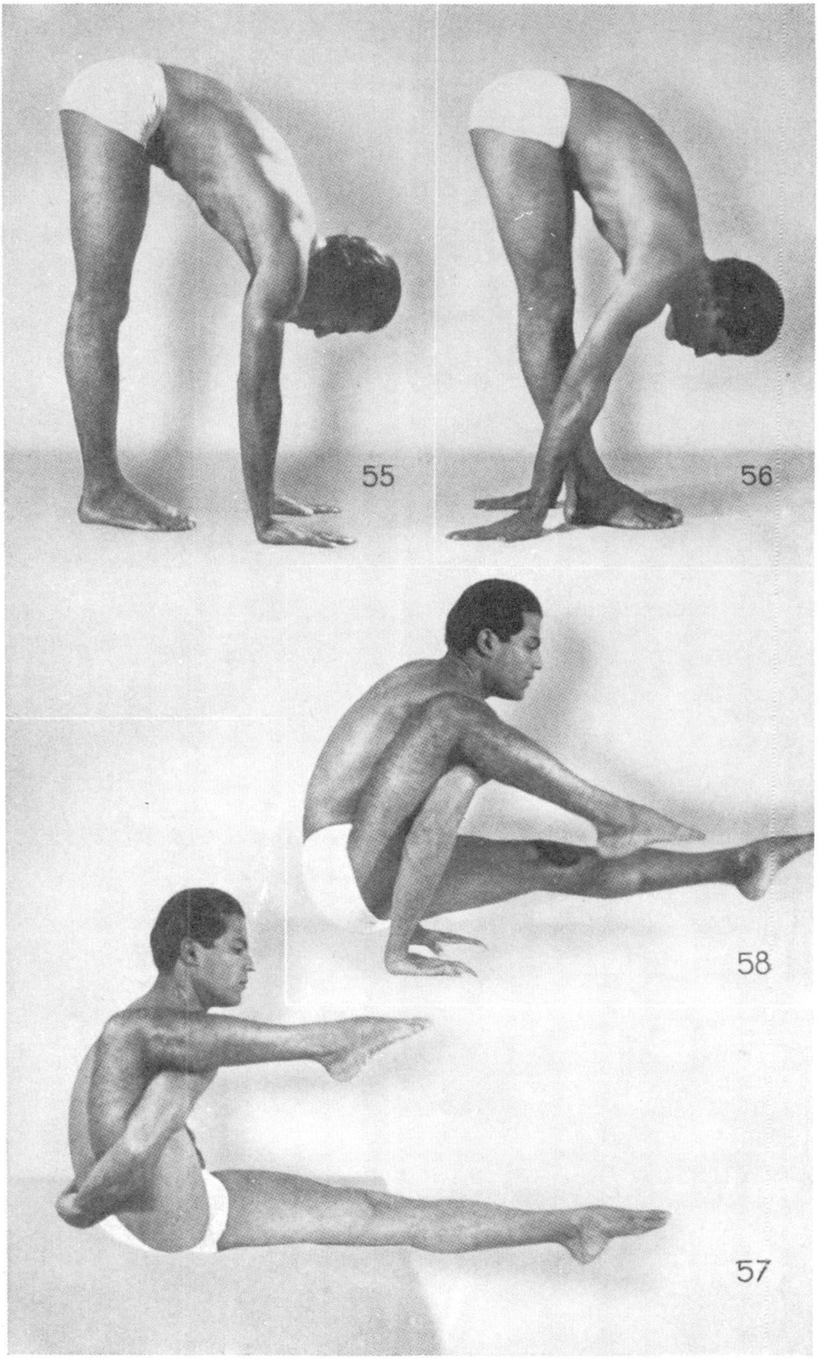

55 56 58 57

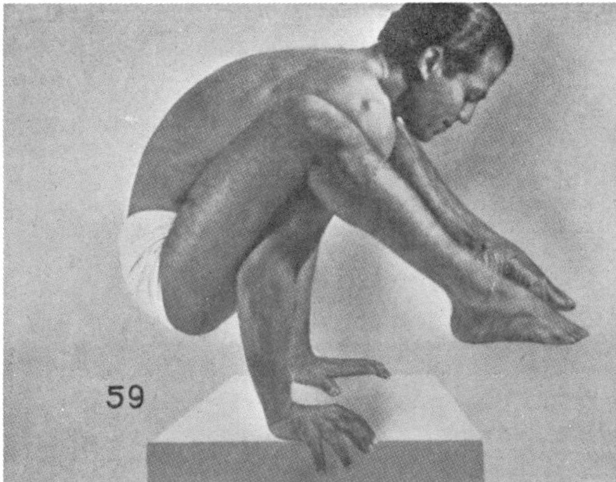
59

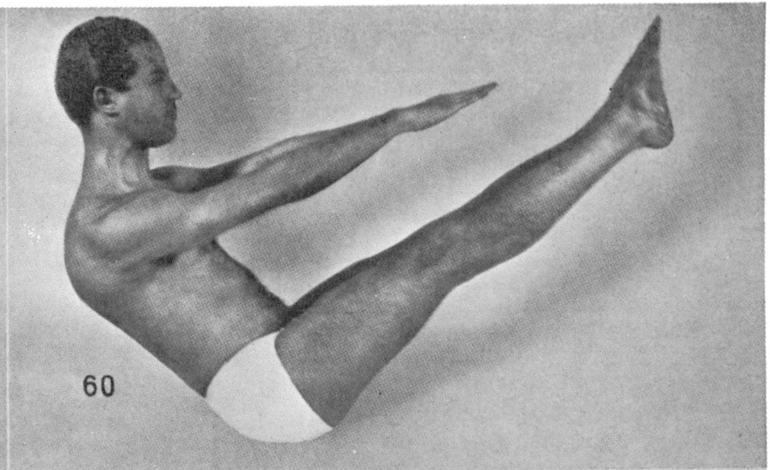
60

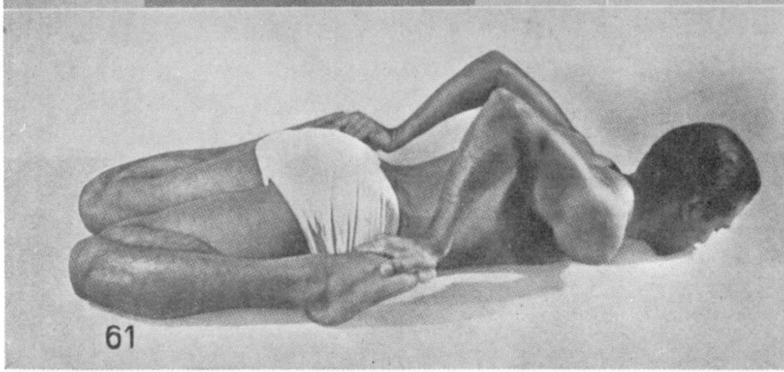
61

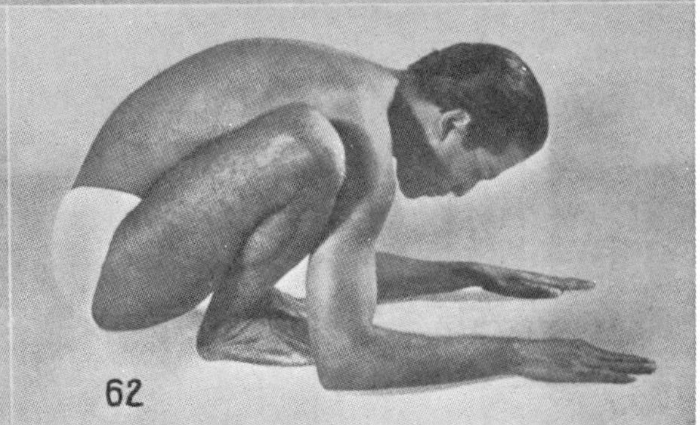
62

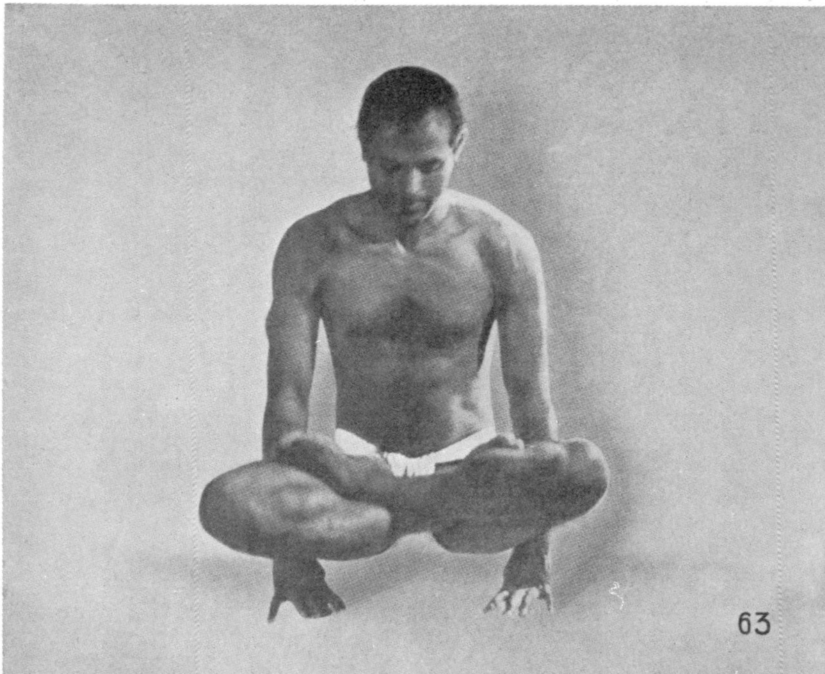

63

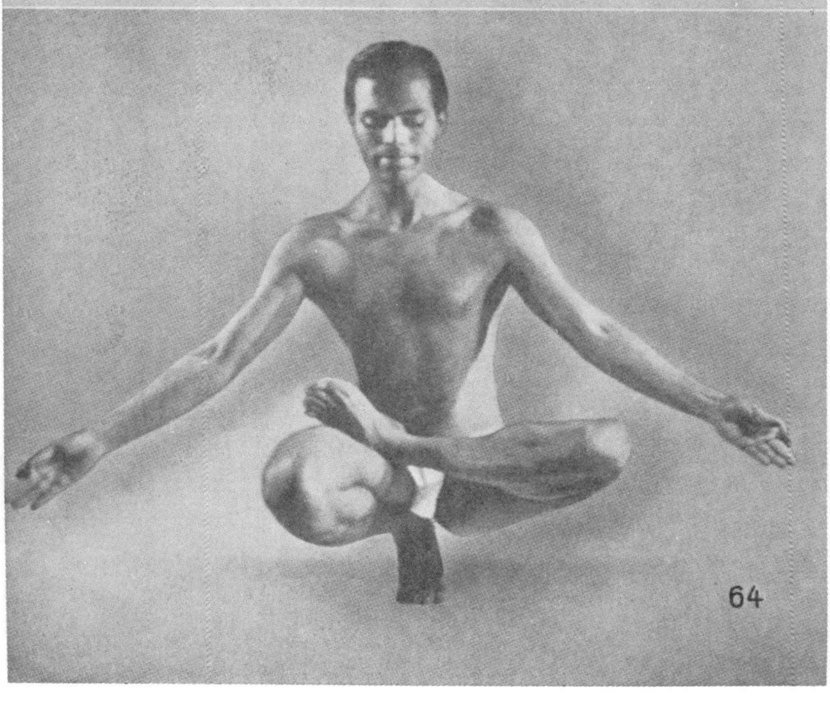

64

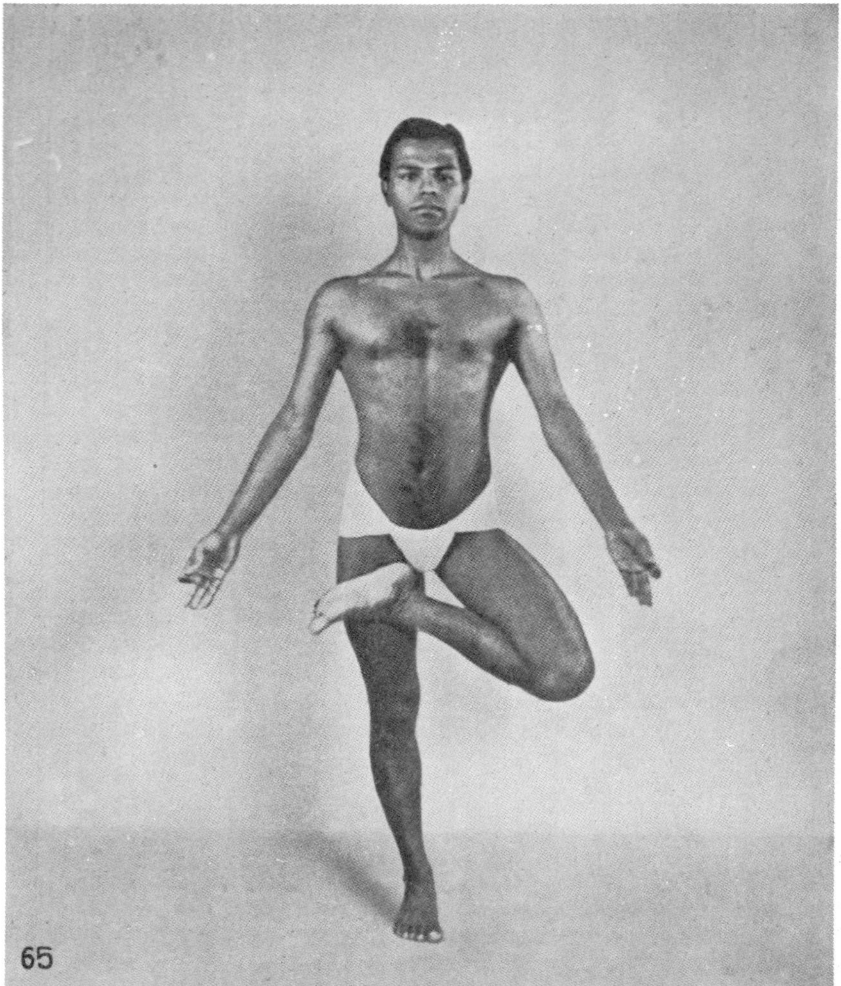
65

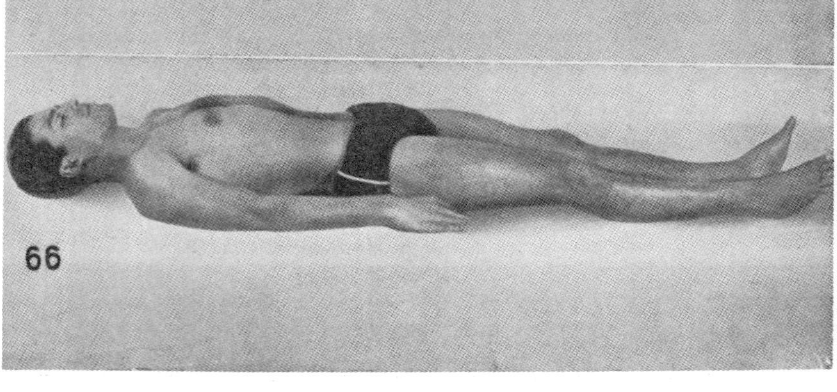
66

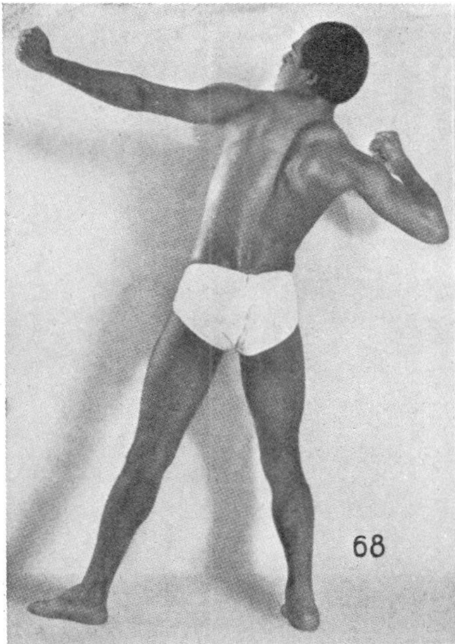

68

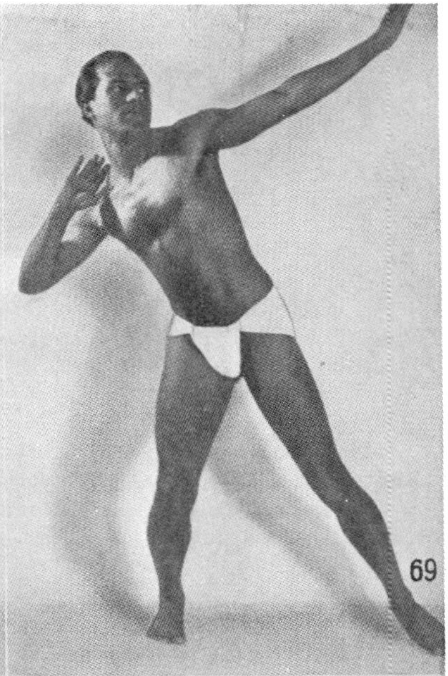

69

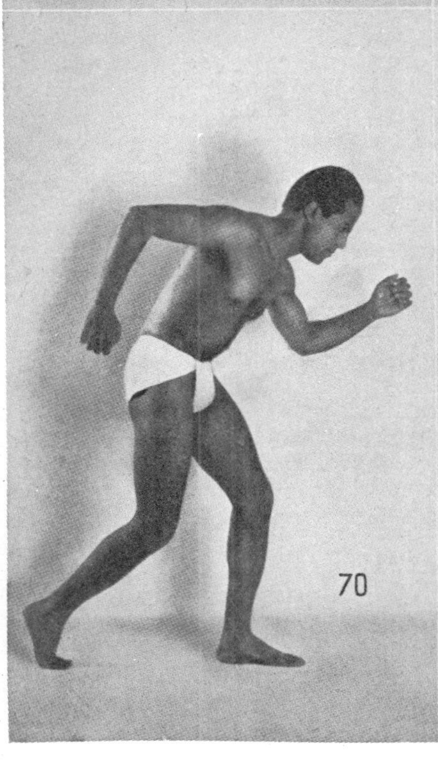

70

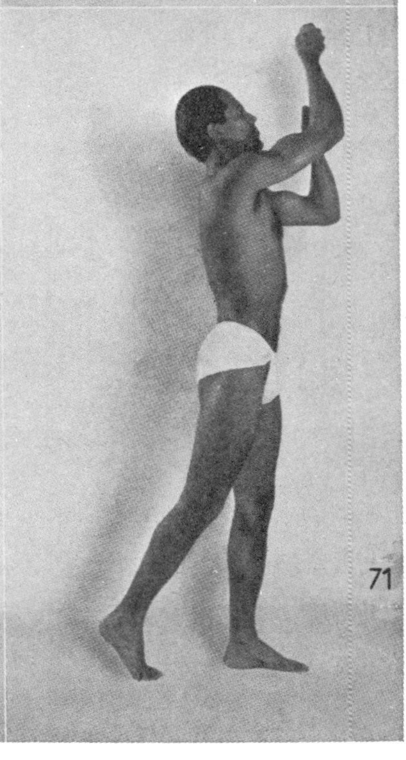

71

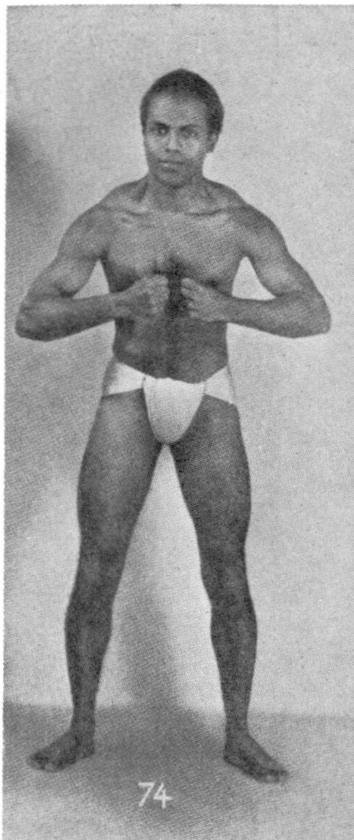

74

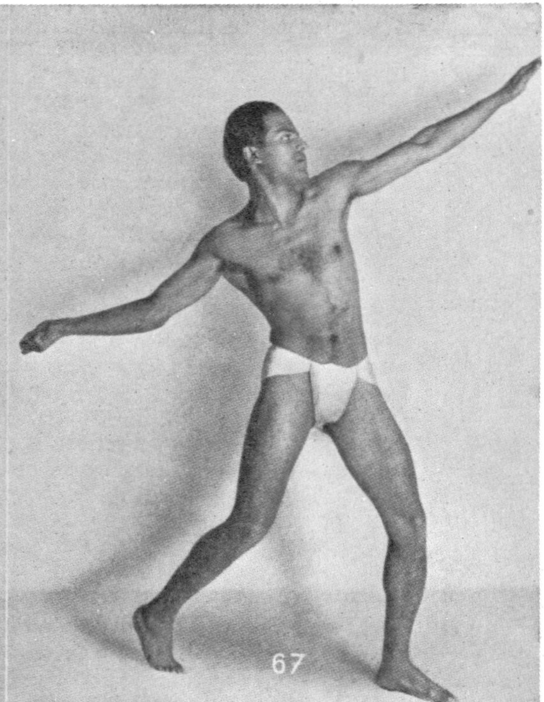

67

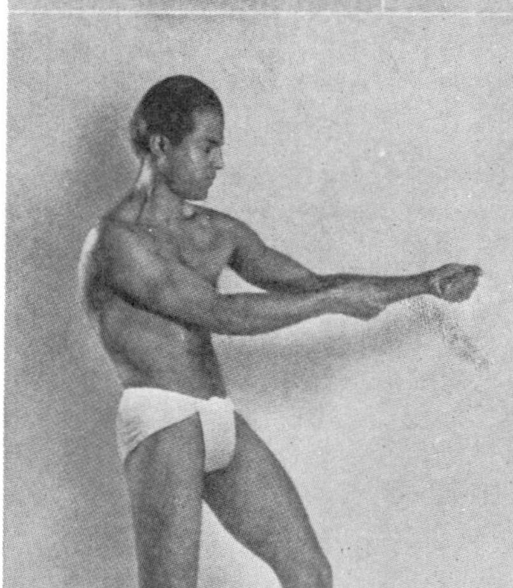

73

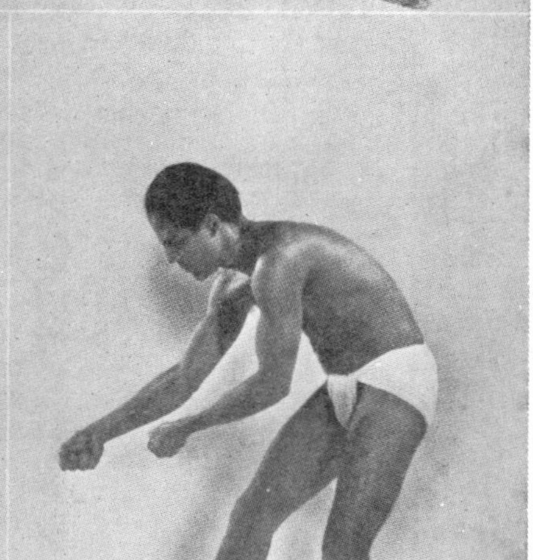

72

4. KAPALABHATI

Execução. — Em pé ou sentado. Concentra-se a consciência no interior do nariz, enquanto se dá uma atenção especial à limpeza dos canais por onde passa o ar. Como todos os exercícios do pranaiama, este começa pela expiração. Entretanto, sendo o ritmo promovido pela expiração e dando-se, dessarte, toda a ênfase ao *Rechaka,* não expiramos o ar, por uma lenta contração dos músculos abdominais, senão contraindo-os repentina e rapidamente, de sorte que os expelimos pelas narinas, com ruído, como se se tratasse de um fole. Após a rápida expiração, sem nos determos um segundo sequer, deixamos que se relaxem os músculos abdominais, o que fará, quase por si só, que se encham lentamente de ar as partes inferiores e médias dos pulmões. Pouco importa que se encha ou não a parte superior, visto que o exercício, na realidade, é um pranaiama do diafragma. Estas breves expirações a modo de fole devem ser feitas em rápida sucessão, através de vigorosa contração dos músculos abdominais; a inspiração faz-se muito vagarosamente.

Efeito terapêutico. — O *Kapalabhati* é um dos melhores exercícios para os pulmões. Limpa e tonifica simultaneamente as vias nasais, fortalece as glândulas salivares e expele as bactérias que hajam obtido acesso às fossas nasais. Pela prática constante do *Kapalabhati,* as pessoas que, de vez em quando, recaem no hábito anti-higiênico e perigosíssimo de respirar pela boca, voltam a fazê-lo regularmente pelo nariz. Outra propriedade terapêutica do *Kapalabhati* consiste em que, depois de três a cinco repetições, o corpo se vitaliza e o plexo solar, fortalecido, torna a encher-se de energia vital.

Efeito psíquico. — Aumenta a habilidade de concentração.

Variante. — *O Kapalabhati por cada narina separadamente.* Colocando o dedo indicador da mão direita no centro da testa e fechando a narina esquerda com o dedo médio, praticamos o *Kapalabhati* expelindo o ar pela narina direita. A inspiração faz-se sempre pelas duas narinas. Em seguida, fechando a narina direita com o polegar, fazemos o *Kapalabhati* pela narina esquerda. Executado alternadamente pela narina esquerda e pela direita, o *Kapalabhati* é de grande proveito quando as duas vias nasais não estão igualmente limpas.

5. SUKH PURVAK

PRANAIAMA CONFORTÁVEL

Execução. — Em *Padmásana* ("Postura do Lótus"), colocamos o dedo indicador direito no centro da testa, entre as sobrancelhas. Depois de vigorosa expiração, fechamos a narina direita com o polegar direito, e inspiramos o ar pela narina esquerda durante quatro pulsações. Depois de *reter o fôlego* durante dezesseis pulsações, abrimos a narina direita, colocamos o dedo médio na narina esquerda e *expiramos* o ar pela narina direita durante oito pulsações. Os dedos permanecem onde estão. Depois de *inspirar* o ar pela narina direita durante quatro pulsações e *reter* o fôlego durante dezesseis pulsações, fechamos a narina direita e *expiramos* o ar pela esquerda durante oito pulsações. A seguir, permanecendo os dedos onde estão, repetimos o exercício inspirando o ar pela narina esquerda durante quatro pulsações, retendo o fôlego durante dezesseis, expirando o ar pela narina direita durante oito, e assim por diante.

Efeito terapêutico. — As correntes positiva e negativa são colocadas em vigoroso equilíbrio. Este exercício deve ser executado com muito critério e nunca repetido mais de três vezes! As pessoas que têm pulmões fracos devem praticá-lo num ritmo de 8-8-8 em lugar do 4-16-8 acima descrito, ou contando até oito mas sem reter o fôlego.

Efeito psíquico. — Vigorosíssimo. Ativam-se grandemente as funções mentais e a vivacidade do espírito. Um dos exercícios mais importantes para auxiliar a Ioga mental (Raja Ioga) no sentido de alcançar o estado de transe.

6. BHASTRIKA

Bhastrika significa fole, comparando-se o movimento dos pulmões ao do fole de um ferreiro.

Execução. — Sentado em *Padmásana* ou *Sidhásana,* inspiramos e expiramos vigorosa e rapidamente o ar dez vezes seguidas, depois do que o inspiramos profundamente, retendo o fôlego de 7 a 14 segundos. Expiramos. Expiração vagarosa. Repetimos o exercício três vezes. Devemos executá-lo, porém, com cautela, interrompendo-o, instintivamente, ao menor sinal de cansaço. Levado a extremos pode ser danoso, mas não havendo exagero é um dos exercícios que melhor purificam o organismo. Há uma variante de *Bhastrika* em que só se utiliza uma narina.

Efeito terapêutico. — Exercício fortíssimo, o *Bhastrika* não pode ser exagerado. Alivia a inflamação do nariz e da garganta nos resfriados crônicos, destrói o catarro e, praticado com moderação, pode curar a asma. Eficacíssimo para impedir que se esfriem os pés, especialmente no inverno, pois não somente aumenta o calor gástrico, mas também a temperatura geral do corpo.

Alguns desses exercícios são modificados para que se adaptem aos alunos europeus de Iogue.

7. RESPIRAÇÃO PURIFICADORA

Execução. — Em pé, com as pernas separadas, *inspiramos* o ar lentamente pelo nariz, como na respiração iogue completa. Enchidos os pulmões de ar fresco, inicia-se sem demora a *expiração* da seguinte maneira: apoiamos os lábios nos dentes, deixando entre eles uma fendazinha estreita, através da qual expelimos o ar mediante uma série de movimentos curtos e destacados. Devemos ter a impressão de que a boca está inteiramente fechada e de que se exige grandíssimo esforço dos músculos abdominais, diafragmáticos e costais para expulsarem o ar pela estreita abertura. Se nos limitarmos a expeli-lo suave e debilmente, o exercício não nos trará benefício algum.

Efeito terapêutico. — Eliminam-se as toxinas do sangue, curam-se as doenças crônicas e acentua-se a nossa imunidade. O ar impuro inspirado em salas mal arejadas — cinemas, teatros ou vagões de estradas de ferro — é eliminado dos pulmões e do sangue. Dores de cabeça, resfriados e gripes curam-se rapidamente. Em épocas de epidemias, torna-se indispensável o exercício, pois previne infecções. Nessas ocasiões, recomenda-se-lhe a prática cinco vezes por dia, repetindo-se três vezes em cada sessão. Em casos de envenenamento por gás ou substâncias semelhantes, esse tipo de respiração é uma bênção.

Efeito psíquico. — Aumenta a confiança, faz desaparecer a hipocondria.

8. RESPIRAÇÃO PARA FORTALECER OS NERVOS

Execução. — Em pé, com as pernas separadas, e depois de havermos expirado, *inspiramos lentamente* o ar, erguendo, ao mesmo tempo, os braços à frente, com as palmas voltadas para cima, até alcançarem o nível dos ombros. Em seguida, cerramos os punhos e, retendo o fôlego, puxamo-los depressa até os ombros, tornamos a estendê-los, puxamo-los de volta, e repetimos o movimento ainda uma vez. Enquanto expiramos o ar, afrouxamos os braços, deixando-os cair e descansar, ao mesmo passo que nos inclinamos para a frente. Será benéfico o exercício se, ao estendermos os braços para a frente, fizermo-lo como se eles encontrassem uma tremenda resistência, que fossem obrigados a vencer. Todas as vezes que assim os estendermos devemos fazê-lo devagar e com grande esforço, de modo que eles cheguem a tremer. As pessoas que encontrarem dificuldade em repetir três vezes o movimento enquanto retêm o fôlego, devem fazer o exercício apenas duas vezes.

Efeito terapêutico. — Aumenta a resistência do sistema nervoso. Um bom remédio contra os tremores nervosos das mãos e da cabeça.

Efeito psíquico. — Dá-nos segurança nas relações com os outros e aumenta as nossas faculdades mentais. Sentimo-nos em condições de sustentar qualquer luta.

9. A RESPIRAÇÃO "HA" PRATICADA EM PÉ

Execução. — Em pé, com as pernas separadas, inspiramos o ar como na respiração iogue completa. Durante a inspiração, levantamos os braços devagar, verticalmente, sobre a cabeça, *retemos o fôlego* por alguns segundos e, logo, inclinando-nos de repente para a frente, deixamos pender os braços ao mesmo passo que expiramos o ar pela bôca pronunciando o som "Ha". Ao *expirarmos* o ar, este som é produzido pelo seu precipitar-se, e não pela garganta. *Inspirando* pausadamente o ar, voltamos à posição erecta, erguemos de novo os braços verticalmente sobre a cabeça e, ato contínuo, expiramos lentamente o ar pelo nariz enquanto baixamos os braços.

Efeito terapêutico. — Refresca a circulação sanguínea, limpa completamente os órgãos respiratórios e combate a tendência para sentir frio.

Efeito psíquico. — Sentimo-nos limpos. Quando nos encontramos num ambiente sórdido, a suja atmosfera nos envolve e, mesmo depois que a deixamos, fica em nós um sentimento de depressão e uma sensação de náusea mental. Em tais casos, a respiração "Ha" elimina os venenos mentais e, num abrir e fechar de olhos, afugenta a depressão. *Para policiais, detetives, neurologistas e alienistas, e outros cuja profissão exige contacto com pessoas desequilibradas ou de moralidade duvidosa, este exercício é uma bênção, visto que lhes preserva a saúde mental e permite resistir a influências exteriores.*

10. A RESPIRAÇÃO "HA" PRATICADA EM POSIÇÃO HORIZONTAL

Execução. — Deitados de costas, *inspiramos* o ar, como na respiração iogue completa, levantando simultâneamente os braços devagar até que alcancem o chão, atrás da cabeça. Por uns poucos segundos *retemos o fôlego,* logo erguemos rapidamente as pernas, flexionamos de repente os joelhos, envolvemo-los com os braços, comprimimos as coxas de encontro ao ventre e, simultaneamente, *expiramos* o ar pela boca com a respiração "Ha". Depois de repousarmos alguns segundos, principiamos a inspirar lentamente o ar, erguendo os braços acima da cabeça. Ao mesmo tempo, estendemos as pernas para cima e, calmamente, baixamo-las até ao chão; após uma pausa de poucos segundos, expiramos lentamente o ar pelo nariz enquanto baixamos os braços ao largo do tronco. Em seguida, relaxamos completamente todos os músculos do corpo.

Efeito terapêutico. — Semelhante ao da respiração "Ha" praticada em pé.

11. SETE EXERCICIOZINHOS DE PRANAIAMA

1.

Execução. — Em pé, com as pernas separadas, levantamos os braços enquanto inspiramos o ar devagar, até que se toquem as palmas das mãos acima da cabeça. Retemos o fôlego de sete a doze segundos e, em seguida, abaixamos pausadamente os braços, com as palmas voltadas para o chão, enquanto expiramos o ar. Concluímos o exercício com a respiração purificadora.

2.

Execução. — Em pé, com as pernas separadas, inspiramos o ar como na respiração iogue completa, com os braços estendidos para a frente, no mesmo nível dos ombros, as palmas das mãos voltadas para baixo. Enquanto retemos o fôlego, movemos rápida e ritmicamente os braços para trás e para fora o mais que for possível, sempre em sentido horizontal, depois de novo para a frente e de novo para trás, de três a cinco vezes; em seguida, expiramos vigorosamente o ar pela boca ao passo que abaixamos lentamente os braços; e rematamos o exercício com a respiração purificadora.

3.

Execução. — Em pé, com as pernas separadas, durante a lenta inspiração, como na respiração iogue completa, levantamos os braços para a frente até à altura dos ombros, com as palmas voltadas para dentro. Enquanto *retemos o fôlego,* giramos energicamente os braços como um moinho de vento, para cima, para trás e repetimos a volta três vezes; fazemos o mesmo na direção oposta, isto é, para baixo, para trás e para cima e repetimos a volta. *Exalação*. — Vigorosa, pela boca, enquanto se abaixam os braços. Finaliza-se o exercício com a respiração purificadora.

4.

Execução. — Deitados no chão, de bruços, colocamos as palmas das mãos no solo, debaixo dos ombros, com os dedos para a frente. Depois da inspiração completa, retemos a respiração e erguemos lentamente o corpo, mantendo-o rígido, de modo que repouse apenas sobre os dedos dos pés e as mãos. Tornamos a baixar lentamente o corpo até ao chão e repetimos o movimento de três a cinco vezes. *Exalação*. — Vigorosa, pela boca. Termina-se o exercício com a respiração purificadora.

5.

Execução. — Em pé, diante de uma parede, colocamos as palmas das mãos na parede à altura dos ombros, com os braços estendidos. Depois da *inspiração iogue* completa, retemos o fôlego e inclinamo-nos para a frente, conservando teso o corpo e dobrando os cotovelos até que a testa encoste na parede; depois, empregando toda a nossa fôrça, movemos o corpo, sem lhe diminuir a rigidez, até fazê-lo voltar à posição erecta e vertical. Repetimos os movimentos de três a cinco vezes, depois *expiramos* o ar vigorosamente pela bôca. Remata-se o exercício com a respiração purificadora.

6.

Execução. — Em pé, com o corpo direito como uma seta, as pernas separadas, as mãos nas cadeiras, depois da inspiração iogue completa, *retemos brevemente o fôlego* e, logo, nos inclinamos vagarosamente para a frente, ao passo que expiramos o ar pelo nariz. Enquanto *inspiramos* lentamente o ar, tornamos a endireitar-nos; em seguida, após breve *retenção* do fôlego, *expiramos* o ar, ao mesmo tempo que nos inclinamos para trás.

Ao inspirá-lo de novo, voltamos a endireitar-nos; depois repetimos os movimentos, inclinando-nos para a direita e tornamos a endireitar-nos. Ao expirá-lo, inclinamo-nos para a esquerda e, logo, nos endireitamos durante a inspiração. Em seguida, após breve *retenção* do fôlego, expiramos calmamente o ar pelo nariz, abaixando os braços. Conclui-se o exercício com a respiração purificadora.

7.

Execução. — Em pé, com as pernas separadas, ou sentados, em *Padmásana,* praticamos a inspiração iogue completa mas, ao invés de aspirar o ar num movimento só, inspiramo-lo em pequenas quantidades, como se estivéssemos aspirando um perfume qualquer, até encher completamente os pulmões. *Retemos* o fôlego de sete a doze segundos e, ato contínuo, *expiramos* o *ar calma e lentamente pelo nariz.* Conclui-se o exercício com a respiração purificadora.

*

* *

Existem inúmeras variantes dos exercícios respiratórios, mas às pessoas que desejam praticar a Hatha Ioga por amor da saúde basta-lhes executarem os que aqui descrevemos, alternando-os de acordo com as tabelas que figuram no final do livro. Os outros exercícios destinam-se àqueles cujo propósito principal na vida é o de se tornarem em Hatha Iogues. Tais pessoas, entretanto, hão de ter indispensavelmente um guru (mestre) que os ajude e aconselhe na prática e lhes corrija os erros. Limitei-me a apresentar exercícios que podem ser efetuados sem perigo até por principiantes. Os que ultrapassarem este estádio serão, de qualquer maneira, levados ao mestre de que necessitam. O mesmo se aplica aos ásanas. Até para os Hatha Iogues que já atingiram a fase mais adiantada, os exercícios aqui incluídos são os mais importantes na prática cotidiana. Os inúmeros outros, não descritos por falta de espaço, empregam-se no desenvolvimento de habilidades que, via de regra, não interessam aos ocidentais. Por outro lado, as pessoas que *tenham* efetivamente o desejo de desenvolvê-las encontrarão, por certo, o guia e o mestre de que precisam; pois "quando o chela está preparado, aparece o guru".

XIV

ÁSANAS. POSTURAS CORPORAIS

A CORRETA execução dos ásanas iogues está inseparavelmente ligada à nossa experiência mental, à direção da consciência e aos exercícios respiratórios bem feitos. Se seguirmos à risca as instruções, lograremos um resultado compensador; mas se nos exercitarmos ao acaso, respirando com irregularidade e sem concentração interior, não poderemos esperar sucesso algum. Posto que, por um lado, os exercícios de Hatha Ioga surtam efeito fisiológico, o seu principal escopo consiste em proporcionar aos que os praticam o benefício das *relações recíprocas entre o corpo e a mente*. Em ordem a aumentar o efeito mental, recomenda-se que a maioria dos exercícios seja executada com os olhos fechados.

Os movimentos da Hatha Ioga devem ser realizados sobre um chão duro e não num sofá ou colchão macio. Os hindus exercitam-se num tapetinho ou numa esteira, que nunca é usada por mais ninguém. E principiam os exercícios com a meditação.

1. PADMÁSANA

POSTURA DO LÓTUS

(Figuras 9, 10)

Execução. — Sentados no chão, colocamos o pé direito sôbre a coxa esquerda e o pé esquerdo, por cima do direito, sobre a coxa direita. *Quanto mais aproximarmos o pé do abdome, tanto mais facilmente executaremos o exercício!* Na Índia, a flor de lótus é o símbolo da pureza mental e da consciência plenamente desenvolvida. Assim como o lótus, na sua imaculada pureza, intacta e alva de neve, flutua sobre a água dos pântanos, assim paira a mente pura dos Iogues, não maculada pelos desejos carnais, sobre as tentações dos instintos físicos inferiores. Essa postura compara-se ao equilíbrio e isolamento completos da flor de lótus. A absoluta simetria do corpo aumenta a harmonia da distribuição de forças. A postura preserva o equilíbrio das correntes positiva e negativa e acentua o efeito dos exercícios respiratórios. O *Padmásana* é a postura mais adequada aos exercícios respiratórios que realizamos sentados. Concentramos a consciência no coração; a respiração regular e a imobilidade do corpo não permitem que divaguem os pensamentos, obrigando-os a obedecerem à nossa vontade. Dessa maneira, armazenamos conscientemente prodigiosa quantidade de energia criadora. Compara-se-lhe o efeito ao de um rio subitamente represado. Nas águas que se elevam há uma força tremenda. E é precisamente na inatividade aparente e na disciplina que impõe aos pensamentos, que o Iogue controla e retém o fluxo de energia criativa. Mediante o não pensar, o não falar e o não agir, entesoura-se enorme fôrça positiva.

Efeito terapêutico. — Estabilidade mental e física e acalmação geral do sistema nervoso. Varia o efeito de acordo com os exercícios respiratórios com que se combina a postura do lótus.

2. SIDHÁSANA

POSTURA PARA MEDITAÇÃO

Execução. — Sentamo-nos no chão, cruzamos as pernas, a modo de tesoura, e colocamos o pé direito sobre a coxa esquerda. As pessoas que acharem difícil o *Padmásana* devem praticar o *Sidhásana*. Essa postura convém à meditação.

Efeito terapêutico. — Idêntico ao do *Padmásana*.

3. IOGA-MUDRA

(Figuras 11, 12, 13)

Mudra, em sânscrito, significa "símbolo", "exemplo". Este exercício é um símbolo da Ioga! Ao executá-lo, experimentamos a impessoalidade.

Execução. — Em *Padmásana,* com as pernas cruzadas, ou sentados sobre os calcanhares. Na primeira posição, comprimimos os dois calcanhares contra a parte inferior do abdome e, logo, inspiramos o ar à maneira iogue. Expiramo-lo, enquanto nos inclinamos pausadamente para a frente, até que a cabeça toque o chão, levamos as mãos às costas e seguramos o pulso direito com os dedos da mão esquerda. Nessa posição nos quedamos o maior tempo possível sem respirar; depois, durante vagarosa inspiração, endireitamo-nos gradativamente e terminamos o exercício com uma lenta expiração.

Efeito terapêutico. — Este exercício restabelece a ordem entre os órgãos da cavidade abdominal que se tenham eventualmente deslocado em conseqüência da inércia do cólon ou da degenerescência dos nervos gástricos e intestinais. O efeito regenerativo é produzido pela massagem muscular interna e externa e pela pressão intra-abdominal. O *Ioga-Mudra* desenvolve poderosamente a musculatura abdominal e fortalece a região lombar. O efeito mental é muito grande. Extraordinariamente benéfico para as pessoas inclinadas ao orgulho, este exercício afasta-o de nós. Aprendemos a prostrar-nos, humildes, diante de Deus e a voltarmo-nos para a fonte de vida que reside em nosso interior.

4. SUPTA-VAJRÁSANA

(Figuras 14, 15)

Execução. — Para adotar esta posição, começamos por ajoelhar-nos com os pés separados, abaixando o corpo até nos sentarmos no chão, entre os calcanhares; em seguida, com a ajuda dos braços e cotovelos, abaixamos o tronco até que a parte posterior da cabeça toque o solo. Com as mãos na nuca, respiramos sem esforço e permanecemos nessa posição tanto tempo quanto nos seja possível sem desconforto. Orientamos a consciência para o plexo solar e para a região do coração.

Efeito terapêutico. — Este exercício produz tensão geral nas pernas, particularmente nos joelhos e nas coxas, e exerce também efeito estimulante sobre os nervos subcutâneos. Revigoram-se os capilares sanguíneos e intensifica-se particularmente a atividade dos poros. Em virtude da vigorosa flexão dos braços e pernas, a circulação do sangue é retardada nos membros e o sangue levado, à força, para o principal centro nervoso do plexo solar situado no tronco. Trata-se de um exercício altamente estimulante e regenerativo de excelente efeito para as pessoas que têm o sistema nervoso adormecido e as funções glandulares pouco desenvolvidas. Os hipersensíveis devem praticá-lo apenas por tempo reduzido e com muita precaução.

5. ARDHA-MATSYENDRÁSANA

(Figuras 16, 17)

Exercício único no gênero. É, provavelmente, o único no mundo que fortifica a coluna vertebral mediante um movimento de torsão para a direita e para a esquerda. Deve o nome ao Iogue Bagavan Matsyendra. Entretanto, visto que o exercício original é muito difícil, foi incluído na Hatha Ioga sob o nome de *"Ardha"*(semi)*-Matsyendrásana*. Este exercício também apresenta dificuldades para principiantes durante certo tempo. Por essa razão, Srimat Kuvalayananda, Diretor do Laboratório de Pesquisas de Lonavla, prescreve uma versão simplificada, denominada *Vakrásana,* isto é, "postura torcida", que produz quase o mesmo efeito. Consideremos primeiro o exercício chamado *Ardha-Matsyendrásana*.

Execução. — Colocamos o calcanhar direito debaixo da coxa esquerda. A perna direita repousa horizontalmente no chão. Em seguida, passamos o pé esquerdo por cima da coxa direita, apoiando a sola do pé no chão. O tórax está voltado para a esquerda, o braço direito colocado defronte do joelho esquerdo, que se acha em posição vertical, e com a mão direita seguramos o calcanhar esquerdo. Depois, viramos lentamente as costas para a esquerda, voltando a cabeça na mesma direção. Levamos o braço esquerdo para trás e, com a mão esquerda, seguramos o joelho esquerdo (Veja as fotografias). Orientamos a consciência para a espinha e, embora os pulmões estejam comprimidos, respiramos compassadamente. Permanecemos nessa posição até compreendermos instintivamente que devemos interrompê-la. Em seguida, invertemos os pés e as pernas e executamos o exercício na direção oposta.

Efeito terapêutico. — Como já ficou dito, só podemos conservar a coluna vertebral perfeitamente sã se a exercitarmos em todas as direções possíveis. A coluna pode inclinar-se em seis direções: para a frente, para trás, para a direita e para a esquerda com torsões para a direita e para a esquerda. Por meio do *Sarvangásana*, do *Halásana*, do *Paschimotana* e do *Ioga-Mudra*, a coluna se reforça através de flexões para a frente. O *Matsyásana*, o *Bhujangásana*, o *Salabhásana* e o *Dhanurásana* fortalecem-na mediante flexões para trás. O *Ardha-Matsyendrásana* ou o *Vakrásana* são os únicos exercícios que flexionam a coluna para a direita e para a esquerda.

Este ásana corrige os desvios da coluna vertebral e exerce efeito benéfico sobre todo o sistema nervoso, o fígado, o pâncreas, o baço, os intestinos e os rins. Ao lado do *Bhujangásana*, pode considerar-se como protetor dos rins. O suprimento de sangue às vértebras e aos nervos que partem da medula é aumentado ao máximo e, dessa maneira, produz efeito terapêutico e rejuvenescedor sôbre todo o organismo. Pode dizer-se que constitui um dos mais úteis exercícios!

A Figura n.º 16 mostra *uma variante mais fácil* deste ásana. Nessa postura, a coluna vertebral mantém-se direita, sem qualquer torsão. Praticamos a respiração iogue completa. A consciência focaliza-se na espinha.

Efeito terapêutico. — Autoconfiança, determinação e segurança.

6. VAKRÁSANA I E II

POSTURA TORCIDA

(Figura 19)

1.ª *Variação*. — *Execução*. — Sentados no chão, com as pernas esticadas à nossa frente, puxamos a perna direita para nós de modo que a coxa e o joelho sejam fortemente comprimidos de encontro ao abdome e ao peito. Passamos o pé direito sôbre o esquerdo e colocamos a planta do pé direito perto da coxa esquerda, no chão. As palmas das mãos apóiam-se no chão, com os dedos voltados para fora. A consciência fixa-se na coluna vertebral, e nós experimentamos uma sensação de equilíbrio e autoconfiança. Depois de três respirações iogues completas invertemos os pés e repetimos o exercício.

Efeito terapêutico. — Restabelece-se o equilíbrio entre as correntes positiva e negativa.

2.ª *Variação*. — *Execução*. — A postura é idêntica à da 1.ª Variação, a saber, a perna direita encolhida e colocada por cima da esquerda. Toda a coluna vertebral, incluindo a cabeça, é virada o máximo possível para a direita. Esticamos o braço direito por trás das costas e colocamos o braço esquerdo diante do joelho direito, de modo que a axila esquerda empurre o joelho direito para trás. Concentramo-nos na coluna vertebral. Depois de três respirações iogues completas invertemos os pés e repetimos o exercício.

(Figura 18)

Efeito terapêutico. — Idêntico ao do *Ardha-Matsyendrásana,* porém mais fraco. Veja outra variante ainda na Fig. 18.

7. MATSYÁSANA

POSTURA DO PEIXE

(Figura 20)

Execução. — Partindo do *Padmásana,* com a ajuda dos cotovelos abaixamos o tronco para trás até que, arqueando o tórax para cima, a parte superior da cabeça repouse no chão. As mãos agarram os dedos dos pés. Respiramos suavemente e evitamos toda e qualquer tensão. A consciência é dirigida para a tiróide.

Efeito terapêutico. — Corrige qualquer rigidez cervical, ao mesmo passo que a tensão na direção oposta aciona todos os músculos do pescoço. Contraem-se os músculos das costas e retesam-se os músculos torácicos e abdominais, tornando possível a respiração regular durante o exercício. A pressão que exerce a cabeça para trás envia enérgico fluxo de sangue a todos os órgãos cervicais. O sangue que flui do coração encontra poderosos obstáculos, acumula-se no pescoço e limpa completamente a tiróide, as amígdalas e as adenóides. Este exercício é excelente para resfriados e amígdalas purulentas.

8. PASCHIMOTANA

(Figura 21)

Execução. — Deitados de costas no chão, erguemos os braços, enquanto inspiramos profundamente o ar, até que os braços toquem o chão atrás de nós. A seguir, enquanto expiramos calmamente o ar, sentamo-nos devagar, inclinando-nos para a frente, até que os dedos das mãos toquem os dos pés ou até podermos agarrar os tornozelos. Os joelhos devem permanecer completamente hirtos. A cabeça inclina-se para a frente até tocar os joelhos, e os cotovelos repousam no chão. Enquanto tornamos a inspirar profundamente o ar, sentamo-nos e voltamos a deitar-nos devagar, de costas no chão, estirando os braços ao lado do corpo. Expiramos o ar e descansamos. A consciência fixa-se no plexo solar.

Efeito terapêutico. — Excelente exercício para os órgãos abdominais, cuja eficácia só é igualada pela do *Halásana*. O grande e o pequeno *Psoas,* o *Quadratus Lumborum,* os músculos abdominais laterais e os retais são fortificados de maneira extraordinária por essa postura, visto que se contraem completamente e assim permanecem durante todo o ásana. Este exercício tem um efeito poderosíssimo sobre os nervos da região lombar. As funções dos órgãos das extremidades inferiores, dos lombos e da pelve são controladas pelos centros nervosos da região lombar, do sacro e por dois plexos menores. O *Paschimotana* os estende e fortalece. Simultaneamente se evitam os distúrbios funcionais do estômago, fígado, baço, rins e intestinos. Como remédio para a constipação e o catarro intestinal este exercício é de valor incalculável. Cura a inapetência e a insuficiência hepática e renal. De acordo com as experiências de médicos nos institutos de pesquisa de Ioga na Índia, as hemorróidas e o diabetes têm sido obstados em seu desenvolvimento e até curados. Repetido, constitui o exercício meio eficacíssimo de redução da gordura acumulada ao redor do abdome. Os esforços exigidos dos músculos laterais contribuem para manter cadeiras delgadas e bem proporcionadas. Os *órgãos sexuais,* o reto, a próstata, o útero e a bexiga, ao mesmo tempo que os seus nervos, recebem abundante provisão de sangue, o que lhes melhora sensivelmente o estado. A coluna vertebral torna-se mais flexível. Os principiantes, sobretudo do sexo masculino, acham difícil a postura. Com prática diligente, porém, até a mais rija das espinhas se torna elástica. Graças ao magnífico exercício dos músculos abdominais, o *Paschimotana* é justamente denominado "fonte de energia vital" — pelos Iogues.

9. PADAHASTÁSANA

POSTURA DA CEGONHA

(Figura 22)

Execução. — Exatamente idêntica à do *Paschimotana,* porém em pé.

Efeito terapêutico. — Idêntico ao do *Paschimotana,* mas aqui o sangue é dirigido para a cabeça numa corrente mais forte e, portanto, o efeito sobre o cérebro é intensificado.

10. UDDIYANA-BANDHA

ENCOLHIMENTO DO ABDOME

(Figuras 23, 24, 25)

Uddiyana significa "vôo para cima", "escalada"; *Bandha* quer dizer "reunião" ou "bloqueio".

Execução. — Em pé, com as pernas separadas, o tronco levemente inclinado para a frente, esticamos os braços e colocamos as mãos sobre os joelhos ligeiramente dobrados. Depois de uma inspiração iogue completa, expiramos lentamente o ar e contraímos com força a parede abdominal erguendo ao máximo o diafragma, como se tivessem desaparecido os órgãos internos. Esta "sucção" do abdome pode até realizar-se melhor se arquearmos a região lombar e apoiarmos com forças as mãos nos joelhos. Nessa posição relaxam-se os músculos retais, como se o abdome estivesse sendo encolhido por uma pressão de ar comprimido. Se praticarmos com diligência os movimentos, chegaremos, com o tempo, a dominar a arte de "encolher" o abdome. Não é coisa fácil, pois os músculos que funcionam no exercício são, de ordinário, independentes do controle voluntário e precisam tornar-se "conscientes". Entretanto, com a necessária concentração, lograremos fazê-lo. Esse tipo de ásana só deve ser praticado com o estômago vazio. — É um dos melhores exercícios!

Efeito terapêutico. — Quase todos os ásanas são, mais ou menos, exercícios destinados a vencer a inércia do cólon. Não nos esqueçamos que a maioria dos casos de preguiça do cólon resulta de catarro crônico no intestino grosso. Os dois ásanas que a Índia deu ao Ocidente como remédio soberano para esse transtorno tão em moda nos países civilizados são o *Uddiyana* e o *Nauli,* em que se erguem assim o intestino grosso como o diafragma e o apêndice. Comprime-se o conteúdo dos intestinos, principia a ação peristáltica e põe-se em movimento a matéria residual acumulada nas dobras do cólon. Os nervos que governam os movimentos intestinais "renascem" praticamente após o exercício do Uddiyanna, também excelente remédio contra prolapsos do estômago, dos intestinos, do útero, etc.

O *Uddiyana* pode igualmente praticar-se em *Padmásana*.

11. NAULI

(Figuras 26, 27, 28, 29)

Precisamente o contrário do *Uddiyana-Bandha*, poderia também chamar-se isolamento central do músculo reto abdominal. Tem quatro variantes: o *Nauli-Madyama*, isolamento central do *rectus abdominis;* o *Dakshina-Nauli*, isolamento do *rectus* à direita; o *Vaman-Nauli*, isolamento do *rectus* à esquerda; e, finalmente, o *Nauli-Kriya*, torsão do *rectus abdominis*.

É um dos exercícios mais difíceis porque, nesse movimento, o *rectus abdominis* e os outros músculos são empurrados para a frente, embora contraídos, de sorte que formam uma saliência na parede anterior do abdome. No *Nauli*, tais músculos também devem ser tornados sensíveis ao nosso controle voluntário.

Execução. — Assumimos a mesma postura exigida pela prática do *Uddiyana*. Expiramos vigorosamente o ar e executamos o *Uddiyana*. Ao mesmo tempo, contraímos os músculos abdominais — os dois retos — e arqueamo-los para a frente com enérgico repelão. Quando quisermos isolar o reto direito ou o reto esquerdo, inclinamo-nos para a direita ou para a esquerda. Mediante a pressão das mãos sobre os joelhos, podemos auxiliar o isolamento desses músculos. Como variantes, o *Dakshina-Nauli* e o *Vaman-Nauli* podem ser executados da mesma maneira que o *Nauli* comum, porém alternando-se a pressão da mão sobre o joelho correspondente. Quando se quiser levar o músculo reto para a direita (*Dakshina-Nauli*), a mão direita apóia-se com maior firmeza sobre o joelho direito, ao passo que se relaxa a mão esquerda. No caso do *Vaman-Nauli*, faz-se o contrário. O *Nauli* pode ser aprendido em algumas semanas, mas há casos em que o seu aprendizado demanda vários meses. Com diligente persistência e rigorosa observação dos músculos abdominais podemos aprendê-lo, mesmo sem a ajuda do professor. A quarta variante do *Nauli,* ou seja, a rotação dos músculos, é a mais difícil. Consegue-se executando um longo e lento círculo com as cadeiras — como fazem os dançarinos do *Hula-Hula* havaiano — e transmitindo depois esse movimento circular rítmico aos músculos retais do abdome, isolados. Pratica-se também o exercício sem respirar depois de uma expiração e, após concluí-lo, inspira-se vigorosamente o ar.

Efeito terapêutico. — Semelhante ao do *Uddiyana-Bandha;* entretanto, os músculos dorsais profundos, que mantêm no lugar os músculos abdominais, são fortalecidos e regenerados por abundante fluxo de sangue. Todos os órgãos da cavidade abdominal recebem massagem automática e a sua atividade é estimulada e equilibrada. Praticados alternadamente, o *Uddiyana* e o *Nauli* alongam a coluna vertebral, sobretudo na região lombar. Além das outras vantagens, ambos representam grande ajuda para os que concentram toda a energia no desenvolvimento mental e, por esse motivo, levam uma vida de continência, pois tais exercícios evitam as poluções noturnas.

12. TRIKONÁSANA

POSTURA TRIANGULAR

(Figura 30)

Execução. — Em pé, com as pernas separadas, erguemos os braços lateralmente, com as palmas das mãos para cima, até alcançar o nível dos ombros. Durante todo o exercício mantemos os braços em linha reta com os ombros. Ao levantá-los para assumir essa posição, fazemos uma inspiração iogue completa. Enquanto expiramos o ar, inclinamos o tronco para a direita, até tocarmos os dedos do pé direito com os da mão direita. Nessa posição, mantemos os braços esticados verticalmente e voltamos o rosto para cima. Ao tornarmos à posição vertical, inspiramos o ar e, logo após um momentozinho de descanso, inclinamo-nos lentamente para a esquerda e expiramo-lo. Depois de breve pausa, tornamos à posição vertical enquanto executamos uma inspiração e, ato contínuo, baixamos os braços ao longo do corpo e expiramos o ar inspirado. A consciência focaliza-se na coluna vertebral.

Efeito terapêutico. — Proporciona movimentos laterais à coluna vertebral. Os músculos laterais do tronco são alternadamente flectidos e relaxados. O tronco é flexionado para a direita e para a esquerda, e todos os músculos dorsais, que sustentam as vértebras, são acionados. Estimulam-se os músculos laterais e a coluna vertebral. Submetem-se as vértebras a uma compressão e tensão laterais. Aumenta-se a elasticidade da coluna vertebral e põem-se em ordem os ossos e os músculos das cadeiras. Depois de moléstias infecciosas, este exercício acelera a cura radical, visto que ajuda a dissolver os tóxicos acumulados no organismo. Numerosas infecções latentes são, assim, expulsas do corpo.

13. BHUJANGÁSANA

POSTURA DA COBRA

(Figura 31)

Bhujanga significa "cobra". Assim se denominou o ásana porque empresta ao corpo a semelhança de uma cobra quando levanta a cabeça.

Execução. — Deitados de bruços, apoiamos ambas as mãos, com as palmas voltadas para baixo, no chão, sob os ombros. Com uma inspiração iogue completa, levantamos lentamente a cabeça tão alto quanto possível. Em seguida, pela contração dos músculos dorsais, erguemos os ombros e o tronco o mais alto e o mais para trás que for possível, sem a ajuda dos braços. Estes são apenas usados para impedir que caiamos ao chão. Enquanto executamos o exercício, sentimos que a pressão sobre as vértebras do pescoço gradualmente se estende pela espinha dorsal abaixo. Na última fase podemos também utilizar os braços para ajudar a dobrar o tronco para trás. Entretanto, devemos reparar em que a região umbilical permaneça próxima do chão. Depois de ficar nesta posição e reter o fôlego de sete a doze segundos, expiramos lentamente o ar à proporção que voltamos à primitiva posição horizontal. Durante o exercício, fixamos primeiro a consciência na tiróide e, depois, à maneira que a coluna vertebral é cada vez mais flectida, fazemo-la descer até alcançar a parte inferior da espinha, cerca dos rins. Como variante, a consciência também pode orientar-se para toda a coluna vertebral.

Efeito terapêutico. — Enquanto permanecemos na postura da cobra, aumenta a pressão intra-abdominal e contraem-se os dois músculos retais do abdome. Em resultado do abundante fluxo de sangue enviado à coluna vertebral e aos nervos simpáticos, vivifica-se a totalidade do abdome e do tronco. Gradativamente, praticando com diligência o exercício, vencemos a rigidez da coluna vertebral e quaisquer deformações que possa apresentar. Este ásana também influi de maneira sumamente benéfica nos músculos abdominais e costais mais profundos. Cada vértebra, cada ligamento e cada tendão são contraídos e obrigados a trabalhar. Quando nos lembramos de que trinta e um pares de nervos deixam a espinha dorsal e que os dois feixes principais do sistema nervoso simpático estão encastoados nos músculos de ambos os lados da coluna vertebral, fàcilmente compreendemos o efeito salutar dessa postura sôbre todo o sistema nervoso.

Os rins são também reavivados e beneficiados com abundante suprimento de sangue. Na Índia este ásana é principalmente usado para impedir a formação de cálculos renais. Durante o exercício, o sangue é espirrado para fora dos rins, mas tanto que o corpo retorna à posição original, vigoroso fluxo de sangue os invade e expulsa todos os depósitos. A glândula tiróide é estimulada e quaisquer distúrbios funcionais corrigidos. As pessoas que sofrem de hipertrofia da tiróide não devem praticar o *Bhujangásana!*

O *Bhujangásana,* como os demais ásanas iogues, difere dos desportos ocidentais por obrigar-nos a permanecer durante algum tempo numa postura tensa e nisso, precisamente, reside o segredo do seu efeito benéfico. Contribui também para desenvolver a autoconfiança e ajuda a vencer os complexos de inferioridade.

14. ARDHA-BHUJANGÁSANA

(Figura 32)

Execução. — Ajoelhados sobre o joelho esquerdo, dirigimos o pé direito para a frente, de modo que a canela permaneça em posição horizontal. Fazemos uma inspiração iogue completa. Enquanto expiramos o ar, transferimos o peso do joelho esquerdo para o pé direito, abaixando lentamente o tronco até que as mãos, dirigidas para o solo, toquem o chão. A coluna vertebral mantém-se direita. Permanecemos assim de três a sete segundos sem respirar e, logo, reerguemo-nos lentamente durante uma inspiração iogue completa. Depois de repetir três vezes os mesmos movimentos, trocamos os pés.

(Figura 33)

Variante: — Tudo exatamente como no primeiro exercício mas, durante a transferência do peso do corpo para o pé direito, giramos o corpo e a cabeça para a esquerda; com os braços um tanto separados e as palmas das mãos voltadas para a frente, tocamos o solo com os dedos. Depois de repetir por três vezes o exercício, trocamos os pés e giramos o corpo e a cabeça para a direita.

Efeito terapêutico. — A plasticidade de toda a estrutura óssea é preservada e melhorada. Este ásana impede ainda o acúmulo de gordura nas cadeiras e aumenta o sentido do equilíbrio.

15. SALABHÁSANA

POSTURA DO GAFANHOTO

(Figura 34)

Em sânscrito, *Salabha* significa "gafanhoto". Nessa postura, erguemos as pernas como um gafanhoto; daí a razão do nome.

Execução. — Deitados de bruços, com o nariz e a testa encostados no chão, colocamos os punhos no solo ao lado das coxas. Fazemos uma inspiração completa, retemos o fôlego e, apoiando os punhos no chão, erguemos as pernas esticadas o mais alto possível. Depois de permanecer assim por alguns momentos, voltamos à posição original e expiramos o ar. Este exercício obriga a um grande esforço, mas é de efeito pasmoso. A consciência concentra-se na pelve e nas vértebras inferiores.

Efeito terapêutico. — Resultado do nosso modo de viver contrário à natureza é a elevada percentagem do gênero humano que padece de prisão de ventre. Os hábitos sedentários da vida enfraquecem as paredes intestinais, pois a insuficiência de exercícios impede a circulação adequada de sangue e não permite que os nervos dos intestinos desempenhem a sua função estimulante. A grande maioria dos ásanas iogues tem utilíssimo efeito sôbre a atividade intestinal; e, entre essas posturas, o *Salabhásana* é dos mais eficazes. Proporcionando poderoso estímulo aos órgãos internos, dá cabo até da prisão de ventre mais renitente. A tensão concentrada dos músculos atua sobre as glândulas digestivas, localizadas ao longo do aparelho digestivo, e aumenta o suprimento de sangue carreado às membranas mucosas.

Essa postura contrai todos os músculos extensores, ao passo que se relaxam os flexores; aumenta a pressão na cavidade abdominal e fortifica os nervos da região lombar, os lombos e as vértebras inferiores. É um dos melhores exercícios para os músculos das costas. Os demais efeitos são idênticos aos do *Bhujangásana*, especialmente no que concerne à limpeza e rejuvenescimento dos rins.

16. ARDHA-SALABHÁSANA

(Figura 35)

Execução. — Idêntica à do *Salabhásana*, com a diferença de erguermos primeiro uma perna e depois a outra, em vez de levantar as duas ao mesmo tempo.

Efeito terapêutico. — Análogo ao do *Salabhásana*, porém menos intenso. Este exercício requer muito menor esforço.

17. DHANURÁSANA

POSTURA DO ARCO

(Figura 36)

Dhanur, em sânscrito, significa "arco".

Execução. — Deitados de bruços no chão, inspiramos lentamente o ar, esticamos os braços para trás e agarramos os tornozelos, arqueando as costas e permanecendo nessa postura o maior espaço possível de tempo. Durante o exercício, respiramos devagar e mantemos a consciência concentrada na região pélvica.

Efeito terapêutico. — Altamente estimulante sobre as glândulas endócrinas. Começando com a tiróide, atua sobre o timo, o hilo, o fígado, os rins, as cápsulas supra-renais, o pâncreas e, especialmente, as glândulas sexuais, fortalecendo-as e aumentando-lhes a atividade. Sumamente benéfico em casos de hipofunção da tiróide, é igualmente eficaz no estimular as demais glândulas de secreção interna. Assim, é salutar em casos de diabetes, impotência incipiente, esterilidade, etc. Retarda por muito tempo, nos homens e nas mulheres, os sintomas de fraqueza sexual que caracterizam o climatério e, dessa maneira, conserva a juventude até uma idade avançada. As crianças de compreensão tardia deveriam praticá-la diariamente, visto que a constante estimulação da tiróide lhes propicia o desenvolvimento e favorece a atividade do cérebro. Para as mulheres, é excelente o exercício em casos de transtornos e irregularidades da menstruação. Toda a coluna vertebral e todos os centros nervosos são fortalecidos e preservada a sua elasticidade. Tanto o efeito estimulante sobre a atividade glandular quanto a tensão e a contração dos músculos tendem a impedir acúmulos de gordura. Assim sendo, este exercício é o melhor remédio para a obesidade mórbida! O efeito do exercício pode ser aumentado se balançarmos suavemente o corpo de um lado para outro durante o ásana. No princípio será, talvez, fatigante, visto que a coluna vertebral não é tão flexível, mas com a prática diligente nos tornaremos cada vez mais hábeis no executá-lo. Para as pessoas que levam vida sedentária, este exercício é uma bênção, pois elimina as dores provocadas pelo cansaço. O *Dhanurásana* não deve ser praticado em caso de hiperfunção da tiróide ou hipertrofia de qualquer outra glândula de secreção interna. Inicia-se o exercício com muita cautela, e só a pouco e pouco devemos aumentar o tempo em que nos mantemos nessa postura. Recarrega-se o plexo solar de força vital.

18. MAYURÁSANA

POSTURA DO PAVÃO

(Figuras 37, 38)

Em sânscrito, a palavra *Mayura* equivale, aproximadamente, a "pavão". Chama-se a este ásana "postura do pavão" porque nos lembra um pavão ao desenrolar a cauda.

Execução. — Ajoelhamo-nos no chão, com os joelhos separados, as palmas das mãos apoiadas no solo, os dedos voltados para os pés e sentamo-nos sobre os calcanhares. Nessa posição, os cotovelos descansam debaixo do abdome. Inclinando-nos para a frente, tocamos o chão com a testa, para equilibrar-nos enquanto erguemos os pés e esticamos as pernas para trás. Em seguida, levantamos a cabeça, de modo que ficamos apoiados apenas nos braços. Ásana dos mais difíceis, requer longa prática.

Efeito terapêutico. — Excelente exercício para o equilíbrio. O controle das energias positiva e negativa há de ser obtido pela concentração mental. Reativam-se os nervos tolhidos da região inferior do tronco e da cavidade abdominal, estimula-se a atividade do cólon e dos intestinos em geral, cura-se a prisão de ventre. Este exercício aumenta a pressão intra-abdominal. O seu efeito terapêutico é, portanto, muito grande para os órgãos da cavidade abdominal. Por meio da pressão dos cotovelos sobre o abdome, retarda-se o fluxo de sangue que percorre a aorta descendente, ao passo que, tanto que se elimina a pressão ao fim do exercício, um fluxo de sangue fresco invade os órgãos digestivos. Dessa maneira, e através do aumento de pressão na cavidade abdominal, os órgãos digestivos são limpos e regenerados. Outro efeito terapêutico importante é a grande influência que exerce sôbre o pâncreas, o que faz da *Mayurásana* um meio de cura ou prevenção do diabetes.

19. SARVANGÁSANA

POSTURA PANFÍSICA OU POSTURA DA VELA

(Figuras 39, 40)

Em sânscrito, *sarva* significa "todo", "inteiro", ao passo que *anga* quer dizer "corpo". Dessa maneira, *Sarvangásana* vem a ser o "ásana de todo o corpo". Consiste em quatro partes e inclui-se entre os ásanas mais importantes. É tão útil ao organismo que tôda a gente deveria praticá-lo várias vezes por dia. O seu efeito extraordinariamente salutar é parcialmente devido ao fato de que, nessa postura, *recebemos correntes opostas*. Todos sabem que a Terra emite correntes *negativas,* ao passo que nos chegam correntes *positivas* do espaço universal. Em nossa posição normal, isto é, em pé, recebemos correntes negativas pelos pés e positivas pela cabeça. Nos três exercícios seguintes, *Sarvangásana, Viparita-Karani* e *Sirshásana,* o efeito é o oposto. O fato de todo o organismo achar-se invertido é a causa do seu grande valor terapêutico. O efeito desses exercícios é muito maior do que o de quaisquer tratamentos por ondas curtas e outras radiações.

Execução. — Deitados de costas, com os braços estendidos ao lado do corpo, as palmas das mãos apoiadas no chão, inspiramos lentamente o ar e erguemos as pernas esticadas, sem dobrar os joelhos, até que elas fiquem verticalmente *acima de nós*. Assim que alcançamos essa posição, erguemos o tronco de modo que as cadeiras descansem sôbre as mãos. A partir desse ponto, elevamos o tronco de modo que o tronco e as pernas formem uma linha reta vertical acima de nós. O queixo é fortemente comprimido de encontro ao peito. Respiramos abdominalmente e assim quedamos enquanto pudermos suportar sem esforço a posição. Os principiantes devem mantê-la apenas por pouco tempo e aumentar-lhe gradativamente a duração. Para concluir o exercício, abaixamos vagarosamente o tronco e, em seguida, os pés. Não deixe o corpo cair como um saco! — Por algum tempo continuamos deitados de costas, respirando suave e uniformemente, a fim de permitir à circulação sanguínea que torne a normalizar-se. *Nunca se levante de um salto!* Isso é muito perigoso para o coração. Como vemos, o mais importante dos ásanas, o *Sarvangásana,* é tão simples que pode executá-lo qualquer criança. *Dois meses de prática desse exercício são muito mais benéficos para a circulação, o metabolismo e a agilidade mental do que os remédios mais caros ou uma viagem de recreio.*

Efeito terapêutico. — Em relação aos efeitos fisiológicos dos ásanas iogues, o leitor já deve ter firmado opinião sobre os resultados alcançados pelos institutos iogues de pesquisa na Índia, de sorte que, em relação ao *Sarvangásana,* compreenderá por si mesmo os seus excelentes efeitos terapêuticos.

Para avaliar convenientemente o resultado inestimável do *Sarvangásana,* consideremos a influência da postura sobre o próprio corpo. O *Sarvangásana,* como já ficou dito, dá-nos, em primeiro lugar, as radiações terrestres numa direção oposta à normal. Enquanto permanecemos nessa posição, a força da gravidade exerce também um efeito contrário sobre nós. Os órgãos que, na vida normal, se encontram na parte superior do corpo e, por conseguinte, recebem um fluxo menor de sangue (pois o coração precisa vencer a força de gravidade a fim de mandar o sangue para a cabeça e para os órgãos da região cervical) agora estão embaixo, de modo que o sangue os penetra em virtude do próprio peso, sem o menor esforço da parte do coração. Dessarte se reduz o trabalho cardíaco e, durante todo o tempo em que permanecemos nessa postura, frui o coração de um descanso, a princípio breve, mas que vai aumentando gradativamente. Esse relaxamento, para o músculo cardíaco, é até mais benéfico do que o que lhe proporcionamos deitados.

Ao mesmo tempo, os pulmões e todos os órgãos da região do pescoço são inundados e limpos pela afluência de sangue fresco. Comprimindo o queixo de encontro ao peito, impedimos uma excessiva concorrência de sangue à cabeça e, por meio da respiração abdominal, comprimimos as veias, evitando uma possível congestão. As veias do pescoço, não obstante, enchem-se de sangue, e a tiróide, as amígdalas, as glândulas dos ouvidos, o hilo, o timo e os pulmões recebem nutrição fresca. Por essa razão, o *Sarvangásana* é o remédio terapêutico e rejuvenescedor mais eficaz para êsses órgãos. O *Bhujangásana* e o *Dhanurásana* são magníficos estimulantes da tiróide. O *Sarvangásana,* o *Viparita-Karani* e o *Sirshásana,* por outro lado, não apenas a acalmam e fortalecem, mas têm também o mesmo efeito sobre os outros órgãos acima mencionados. Tais ásanas, portanto, complementam os exercícios estimulantes.

A tiróide é o órgão responsável pela nossa noção de tempo, determinando que nos movamos, falemos, percebamos e compreendamos rapidamente, ou que executemos pausadamente todas essas funções. As pessoas que têm a tiróide deficiente não podem acertar o passo com os seus semelhantes. Estão sempre atrasadas, visto que o seu sentido de tempo é inadequado. Lentas são as pulsações cardíacas, a atividade intestinal e as outras funções vitais. De outra parte, as pessoas que têm uma tiróide hiperativa estão sempre com pressa, respiram aceleradamente; o pulso é rápido demais, a atividade intestinal é forçada, a maneira de falar, não raro, é um algaraviar incompreensível. Essas irregularidades se ajustam e normalizam pelo exercício das tres posturas físicas invertidas que influem tonicamente sobre esse órgão importantíssimo. Os órgãos do abdome, que recebem normalmente, em virtude da gravidade, abundante suprimento de sangue — porque este, ao descer, expande os vasos sanguíneos — ficam acima dos outros órgãos quando praticamos o *Sarvangásana* e vêem-se, desse modo, aliviados do excesso de sangue. Os vasos sanguíneos voltam a contrair-se e recuperam a elasticidade. Revelam-nos os experimentos médicos que o sistema dos vasos sanguíneos possui surpreendente capacidade de regeneração. As pessoas que sofrem de varizes verificam que o exercício do *Sarvangásana* ou dos outros dois ásanas invertidos — ainda que praticados apenas alguns minutos por dia — tem um efeito milagroso sobre as hemorróidas e os casos difíceis de veias varicosas. As veias morbidamente distendidas achatam-se e as suas paredes se contraem, voltando às dimensões normais. Até os piores casos de veias varicosas podem curar-se se praticarmos o exercício três vezes por dia. As pessoas cuja profissão as obriga a permanecer muitas horas em pé, tais como dentistas, escultores, carpinteiros, camareiros, etc., podem impedir a distensão das veias se praticarem o *Sarvangásana* várias vezes por dia, sobretudo após o trabalho.

No que respeita às mulheres, o *Sarvangásana* afasta a ameaça sempre presente de irritação e catarro do útero. Desviam-se as quantidades excessivas de sangue que circula preguiçosamente e, desse modo, os órgãos abdominais inferiores se acalmam e relaxam. Tais exercícios são sumamente proveitosos para os adolescentes durante a puberdade e para todas as pessoas que desejam levar uma vida de continência. Afasta-se dos órgãos sexuais a indesejável abundância de sangue, distribui-se o sangue de maneira benéfica ao tórax e aos órgãos do pescoço, e os pensamentos e desejos do indivíduo são desviados dos canais eróticos. O perigo das poluções noturnas, que ameaça os meninos durante a puberdade, é completamente eliminado quando se praticam tais exercícios antes de dormir. Durante o sono, o sangue supérfluo, drenado das partes do corpo em que não é desejado, vai para a cabeça e favorece o adiantamento das faculdades mentais.

Se desejarmos para os nossos filhos um desenvolvimento físico e mental perfeitos, devemos obrigá-los a praticar o *Sarvangásana,* o *Viparita-Karani* ou o *Sirshásana* pelo menos três vezes ao dia, de manhã, ao meio-dia e à noite. O seu crescimento é regulado, em grande parte, pelo timo, e os três exercícios supracitados da Hatha Ioga exercem magnífica influência sobre essa glândula. Os adultos deveriam praticá-los com a finalidade de conservar a saúde, o vigor juvenil e a elasticidade até uma idade provecta. Pois *velhice* não significa, necessariamente, decadência e decrepitude físicas. Exemplo prático disto fornecem os Hatha Iogues indianos e os muitos estudantes do Ocidente que, depois de demonstrarem na prática os benéficos efeitos da Hatha Ioga, preservam a perfeição do corpo até uma idade bem avançada.

O *Sarvangásana* não tem efeitos desvantajosos. A mocidade e a força vital há muito perdidas, a energia já dissipada, voltam, abundantes, até aos corpos de pessoas de idade madura, que passam a sentir-se como se tivessem nascido de novo. O funcionamento das glândulas de secreção interna, perturbado em conseqüência da inadequada atividade da tiróide, volta ao normal, e o organismo, que principiou a lutar contra moléstias incipientes, recobra novas energias. O *Sarvangásana* é o mais perfeito exercício para rejuvenescer e relaxar os nervos.

20. VIPARITA-KARANI

(Figura 41)

Viparita significa, em sânscrito, "invertido", ao passo que *Karani* quer dizer "efeito". Dessa maneira, o nome deste ásana põe de manifesto três coisas: 1. o fato, mencionado na discussão do ásana anterior, de que recebemos radiações da Terra e do espaço cósmico numa posição invertida; 2. a postura do corpo; e 3. a inversão do tempo. Quando estamos em pé envelhecemos, ao passo que, na postura *Viparita-Karani*, rejuvenescemos!

Execução. — Deitados de costas, inspiramos lentamente o ar, erguemos as pernas para cima, sustentando as cadeiras com as mãos e gradativamente erguemos o tronco até que este se apóie nas omoplatas. As pernas e os pés ficam, assim, levemente inclinados além da cabeça, e nisso precisamente reside a diferença entre o *Viparita-Karani* e o *Sarvangásana*. Outra diferença é que as mãos sustentam as cadeiras, e não o tronco. Por meio de uma lenta respiração abdominal impedimos um fluxo excessivo de sangue. Permanecemos nessa postura enquanto pudermos fazê-lo sem esforço. Entretanto, praticamos três ou quatro vezes o *Jivabhanda* (Veja o *Simhásana*). Em seguida, voltamos lentamente à posição original, de costas no chão; relaxamos os músculos e acalmamos os nervos por meio da respiração iogue antes de levantar-nos.

Efeito terapêutico. — Muito semelhante ao do *Sarvangásana*. Na Índia, este exercício é eficazmente empregado na cura do bócio, da moléstia de Basedow e até do atraso mental das crianças. Praticado sistematicamente, evita as moléstias dos órgãos respiratórios. Resfriados e amigdalites incipientes curam-se em muitos casos ou têm o seu processo acelerado. É o exercício predileto das mulheres, visto que desfaz as rugas do rosto ou impede-lhes o aparecimento. O *Viparita-Karani* promove uma afluência de sangue à pele e aos músculos do rosto, que vale muito mais do que qualquer massagem ou tratamento elétrico! (Veja também os efeitos terapêuticos do *Sarvangásana*).

21. SIRSHÁSANA

(Figuras 42, 43, 44, 45, 46, 47, 48)

Esta postura é o terceiro ásana em ordem de importância. *Sirsh,* em sânscrito, significa "cabeça" e, dessa maneira, podemos falar desta posição como a do Iogue sobre a cabeça.

Execução. — Ajoelhados, entrelaçamos os dedos e colocamos as mãos no chão, diante de nós. Inclinando-nos para a frente, pomos no solo a cabeça, cuja parte posterior é sustentada pelos dedos entrelaçados. Com a ajuda dos pés, erguemos as cadeiras. Em seguida, elevamos também os pés e dobramos os joelhos até nos equilibrarmos sobre a cabeça. Endireitando vagarosamente as pernas, formamos com todo o corpo uma linha vertical. Nessa posição permanecemos enquanto pudermos fazê-lo sem esforço. Respiramos calma e lentamente. Para voltarmos à posição normal, dobramos o corpo ao nível das cadeiras e dos joelhos até nos ajoelharmos sobre o solo. Nessa posição assumimos uma postura de descanso colocando os punhos um sobre o outro, apoiados no chão, e a testa sôbre o punho superior. Precisamos tomar muito cuidado para não cair de repente, uma vez que um choque dessa natureza poria a perder os benefícios do exercício. Pela mesma razão, depois de assumirmos a posição de descanso, no chão, não devemos erguer-nos de súbito, senão, pelo contrário, permanecer na posição durante alguns segundos a fim de permitir que se normalize a circulação do sangue.

Efeito terapêutico. — Este ásana difere dos precedentes porque a sua ação se faz sentir principalmente sobre o cérebro, que provê de sangue e de prana.

O órgão mais importante da nossa existência terrena é o cérebro, sede permanente da consciência e poderosíssima central elétrica, de cujo perfeito funcionamento dependem todas as nossas manifestações e o nosso valor como seres humanos. E, todavia, quão pouca atenção lhe dispensamos! Não nos olvidemos de que as faculdades intelectuais, a vista, a audição, o funcionamento dos outros órgãos dos sentidos, a impressionante precisão, da ordem de uma fração de segundo, de todo o sistema nervoso, o adequado movimento dos membros, a potência dos órgãos sexuais — e, daí, até os atributos dos futuros filhos — tudo isso depende da qualidade dos centros nervosos que temos na cabeça! Esta maravilhosa dádiva de Deus merece, por certo, melhores cuidados.

De todos os ásanas, o *Sirshásana* é o exercício que, para crianças, assegura o perfeito desenvolvimento do cérebro e, para os adultos, a manutenção da saúde mental.

Durante as nossas atividades normais, o coração é obrigado a despender considerável esforço para vencer a ação da gravidade e mandar o sangue para a cabeça. Pelo simples fato de nos deitarmos, tornamos esse trabalho muito mais fácil. Mas aqui também, entretanto, a civilização amimalhou o homem e fê-lo divorciar-se do antigo modo natural de vida. O homem civilizado dorme com a cabeça sobre uma pilha de travesseiros, impedindo, assim, que o cérebro descurado receba o rico fluxo de sangue de que tão urgentemente necessita. A maioria das desordens nervosas que flagelam o nosso mundo é causada pela inadequada nutrição do cérebro. *A princípio nos cansamos facilmente; mais tarde, a memória começa a falhar; a cabeça e as mãos põem-se a tremer; e a vista, a audição e outros órgãos dos sentidos, embotados, já não merecem confiança. A tudo isso se seguem perturbações do sentido do equilíbrio, desordens vasomotoras, neurastenia, histeria, melancolia, depressões, claustrofobia e demais fobias e um milhar de outros estados que têm origem no estado negligenciado do cérebro.*

E surge, então, o "milagre"! Depois de muita persuasão, o neurastênico passa a praticar, cético e indiferente, o *Sirshásana*. Na primeira tentativa, não consegue equilibrar-se sôbre a cabeça e é apenas capaz de levantar as cadeiras; os pés se lhe afiguram tão pesados quanto se estivessem pregados no chão. Entretanto, seja como for, o certo é que se sente melhor. Sente-se restaurado. "Coincidência!" diz para si. No dia seguinte, volta a tentá-lo, de início contra a parede e, desta feita, já consegue erguer as pernas do chão. Mas ainda não pode endireitá-las, por mais que o tente e escarve o chão como uma mula empacadora! — Finalmente, desiste, põe-se novamente em pé, e... que maravilhosa sensação o invade! Ri-se!... E, num relance, torna a tentar... Mas as pernas ainda se recusam a obedecer-lhe. Dá uma espiada no livro e lê: "O principiante não deve praticar o *Sirshásana* mais de três vezes em seguida." "Que pena!" exclama e mal pode esperar pelo dia seguinte. Mas já fez alguns progressos. Já é capaz de sustentar-se sobre a cabeça! E, assim, dia após dia, com crescente diligência, pratica os exercícios até que, numa bela tarde, consegue equilibrar-se sobre a cabeça por alguns segundos! No dia seguinte, essa pessoa, que até então padecera de complexos de inferioridade, passa a proceder como um "exibido". Vangloriando-se da própria habilidade, sustém-se sobre a cabeça e faz demonstrações de *Sirshásana* aos colegas do escritório pela manhã e à família ou aos amigos depois do jantar. O seu sucesso é estrondoso. Admirado e invejado, volta, orgulhoso, para casa e instala-se confortavelmente numa poltrona para ler os jornais. Põe-se à procura dos óculos que usa desde que os olhos principiaram a "pregar-lhe peças". De repente, porém, repara em que pode ler até as menores letras sem dificuldade. Não podendo acreditar nos próprios olhos, vira e revira o jornal e, afinal, é obrigado a admitir, prazenteiro, que sempre "enxergara muito bem", mas que tinha os braços "provàvelmente meio curtos". Agora, entretanto, enxerga admiravelmente, e pode ler as letras mais miúdas sem o menor esforço e sem óculos. A súbitas, reconhece que faz já alguns dias que não ouve o costumeiro zumbido nos ouvidos e que outros sintomas de neurastenia também desapareceram. Na noite anterior, tamanho fora o seu sono que se esquecera de tomar as pílulas para dormir e, no entanto, dormira profundamente até a manhã seguinte.

Isto não é exagero! Até a primeira tentativa de praticar o *Sirshásana* carreia abundante fluxo de sangue para o cérebro, os olhos, os ouvidos, o nariz, a boca, as amígdalas, as adenóides, a tiróide, o ápice dos pulmões, etc. O coração é aliviado de grande parte do seu trabalho e cheio de novas energias!...

Não se podem enumerar todos os esplêndidos resultados que se obtêm com a prática do *Sirshásana*. Rejuvenescidos ou vigorosos, inúmeros discípulos iogues que recobraram as energias para tornar a trabalhar, assim como as pessoas de idade madura ou avançada, que padeceram dos mais graves sintomas de neurastenia, podem provar que os exercícios da Hatha Ioga — e particularmente o *Sirshásana* — tem magnífico efeito terapêutico.

Entretanto, somos obrigados a corrigir uma crença errônea que impede muita gente mais idosa de praticar os exercícios invertidos.

— Não posso sustentar-me sobre a cabeça, pois seria capaz de arrebentar um vaso sanguíneo no cérebro! — diz essa gente.

Não acreditem nisso! Nenhuma experiência existe que possa endossar tão injustificável temor; todos podemos sofrer um insulto apoplético deitado, em pé, caminhando ou em qualquer outra posição do corpo, não porque estivéssemos precisamente nessa posição, mas por já se terem verificado sérias desordens em nosso organismo, na distribuição das correntes positiva e negativa, na produção de hormônios e outras funções vitais. Numerosos alunos idosos fazem regularmente os exercícios nos institutos iogues de pesquisa na Índia. Eu mesmo, em minha escola de Ioga, tenho observado muitíssimos alunos de idade provecta que praticavam diariamente o *Sirshásana*. Um deles era homem de mais de oitenta anos. Em nenhum caso, porém, se observou o menor efeito prejudicial. Pelo contrário, os resultados sempre foram excelentes. Quase todos os grandes Iogues são incrivelmente idosos segundo os padrões europeus, mas nenhum deixaria de praticar os exercícios invertidos "porque poderiam arrebentar um vaso da cabeça". Só me foi dado ouvir essa objeção no Ocidente, onde as pessoas se divorciaram consideràvelmente da natureza. Para citar outro exemplo, os indianos praticam amiúde um exercício que envolve a concentração na ponta do nariz. Nesse exercício, a gente olha para a ponta do nariz com os dois olhos. Tôda a gente na Índia pratica êste exercício sem qualquer idéia preconcebida, e ninguém jamais ficou vesgo; pelo contrário, os músculos dos olhos se fortalecem e vivificam por meio desse exercício. Na Europa, as pessoas têm medo de uma coisa dessas, e dizem aos filhos:

— Não olhe de través, que você pode ficar vesgo!

Perguntei a muitas pessoas se já tinham visto alguém que tivesse ficado vesgo por ter olhado de través.

— Não, — responderam-me, — mas dizem que a gente fica.

E o mesmo acontece com o equilibrar-se sobre a cabeça e o vaso sanguíneo que pode romper-se no cérebro. Ninguém jamais viu alguém sofrer um insulto apoplético por se haver equilibrado sobre a cabeça.

Mas uma coisa é certa: pessoas que sofrem de hipertensão arterial *não devem executar ásanas em posições invertidas*. Primeiro que tudo, precisam normalizar a pressão através de exercícios de pranaiama e outros ásanas. Assim que o tenham conseguido, pratiquem os três ásanas mais proveitosos. Repito, assim, o que disse no capítulo anterior: Uma pessoa doente não deve praticar a Ioga sem um instrutor competente. *As pessoas sadias podem fazê-lo sem qualquer hesitação.*

Finalmente, não devemos deixar de mencionar que os três exercícios invertidos, além do milagroso efeito sobre a saúde, têm mais uma vantagem que leva os Iogues indianos a considerá-los importantíssimos.

A ciência médica ocidental confirmou que o cérebro contém centros nervosos não utilizados por pessoas de desenvolvimento médio, em que esses centros jazem adormecidos, e com finalidades com que ainda não atinou a ciência médica. Tais centros são muitíssimo conhecidos dos Iogues hindus, que descobriram, depois de milhares de anos de pesquisas, a maneira de os despertar e ativar. Todos os exercícios da Hatha Ioga, particularmente o Sarvangásana, *o* Viparita-Karani *e o* Sirshásana, *quer o queiramos, quer não, tendem a despertá-los e a dar-nos a posse de faculdades geralmente desconhecidas. De ordinário, as pessoas nem sequer acreditam que tais faculdades possam ser alcançadas.*

Essas faculdades incluem a comunicação telepática, a clarividência, a visão do passado e do futuro e outros poderes ditos ocultos, conseguidos por quem quer que pratique seriamente a Hatha Ioga. Quem duvidar disso, poderá certificar-se assim que tiver tempo e paciência para desenvolver os seus centros nervosos além da fase alcançada pelo homem médio! A esse respeito veja também o efeito terapêutico do Sarvangásana, *a que os Iogues chamam o "Rei de todos os ásanas"*.

22. HALÁSANA

(Figuras 49, 50, 51)

Este ásana é chamado "postura do arado", pois semelha o arado indiano. *Hala,* em sânscrito, quer dizer "arado"

Execução. — Deitados de costas com os braços esticados, as palmas das mãos viradas para baixo, ao lado das coxas, expiramos lentamente o ar e erguemos as pernas exatamente como no *Viparita-Karani,* mas levamos os pés além da cabeça, até que os dedos toquem o chão. Os braços permanecem estendidos no solo, com as palmas voltadas para baixo. Esta é a primeira fase do *Halásana*. No princípio, permanecemos nessa posição de dez a quinze segundos, enquanto respiramos lenta e regularmente. A segunda fase é mais difícil. Ao passo que, no primeiro exercício, colocamos os dedos no chão, perto da cabeça, desta feita empurramos os pés muito mais para trás. Respiramos fundo e devemos cuidar constantemente em que os joelhos se mantenham tesos. Nesta segunda fase, o nosso peso transfere-se mais para a parte superior da espinha. Na terceira, o peso é suportado pelas vértebras do pescoço, de sorte que toda a espinha toma parte no exercício. Na terceira fase empurramos os pés — conservando os joelhos sempre tesos — ainda mais para longe de nós, dobramos os braços e cruzamos as mãos debaixo da nuca. Permanecemos nessa posição o tempo que nos for possível sem desconforto e, em seguida, nos "desenrolamos" lentamente, até que os pés retornem à posição inicial.

Efeito terapêutico. — Entre os vários ásanas, o *Bhujangásana,* o *Dhanurásana* e o *Salabhásana* submetem à compressão a face externa da espinha e à tensão a sua face interna. O *Halásana* e o *Paschimotana* fazem exatamente o contrário, submetendo à compressão a face interna e à tensão a face externa. Tais exercícios produzem salutar efeito sobre todas as vértebras, pois em suas várias fases cada parte da coluna vertebral é submetida à compressão ou à tensão. Dessa maneira, a circulação sanguínea é inteiramente renovada, assegurando-se um suprimento fresco de sangue aos centros nervosos mais importantes ao longo das vértebras. Essa é a explicação para o efeito assombroso do *Halásana,* através do qual podemos libertar-nos instantâneamente de qualquer sensação de fadiga ou exaustão. Sentimo-nos de pronto revigorados e na plena posse de tôdas as nossas energias. Este esplêndido exercício não somente beneficia os nervos da coluna vertebral mas também as próprias vértebras. Pessoas cujas vértebras tenham sido deslocadas em virtude de uma existência sedentária curam-se pela prática dessa postura. Crianças com deformações espinhais voltam ao normal de maneira quase milagrosa. Acentua-se admiràvelmente a simetria do corpo e, ao mesmo tempo, equilibra-se a produção de correntes positivas e negativas. O tender e o flexionar dos músculos costais tem sobre êles um efeito regenerativo e fortificante. Os órgãos da cavidade abdominal são fortemente comprimidos e o seu suprimento de sangue aumentado. Êste exercício rejuvenesce as glândulas sexuais, o pâncreas, o fígado, o baço, os rins e as supra-renais. A experiência demonstrou que o *Halásana* dá excelentes resultados em alguns distúrbios da menstruação e, em casos difíceis de diabetes, tem provocado a cura completa sem qualquer tratamento com insulina.

Impedem-se também os depósitos gordurosos e o acúmulo de gordura à volta do abdome e das cadeiras desaparece de todo o ponto; daí que atores, atrizes e outras pessoas obrigadas a "manter a linha" possam conservar a juventude física mediante exercícios cotidianos. Este ásana fortifica também os órgãos do tórax e da região do pescoço e rejuvenesce todo o sistema glandular, incluindo as glândulas do cérebro, graças à reciprocidade de relações existente entre essas glândulas. Estimula a atividade cerebral e cura as desordens ocasionadas pela anemia do cérebro. Dores de cabeça, não raro, desaparecem incontinenti. O *Halásana* é um dos melhores exercícios para desenvolver a espinha e os nervos das costas. Se nos lembrarmos de que os moços têm a espinha flexível, ao passo que a espinha rígida é, geralmente, característico da velhice, podemos compreender de pronto o excelente efeito desse ásana.

As pessoas que têm a coluna vertebral excessivamente rígida devem começar com muita cautela o exercício, inclinando-se para trás cauta e lentamente, jamais com brusquidão, a fim de que os músculos reajam às inusitadas solicitações sem demasiado esforço e sem prejuízo. Com umas poucas semanas de prática diligente, até a mais rígida espinha começa a mostrar-se flexível.

23. BRU-MADYA-DRISHTI

(Fixação entre as sobrancelhas)

NASAGRA-DRISHTI

(Fixação da ponta do nariz)

MOVIMENTOS LATERAIS DOS OLHOS
MOVIMENTOS ROTATIVOS DOS OLHOS

Aqui há quatro excelentes exercícios para os olhos, destinados a preservar a visão normal e a desenvolver a faculdade de concentração.

O primeiro executa-se da seguinte maneira: sentados em *Padmásana,* inspiramos profundamente o ar; em seguida, respiramos com regularidade e olhamos para um ponto entre as sobrancelhas, isto é, dirigimos os olhos para um ponto acima do cavalete do nariz. Ao menor sinal de cansaço, interrompemos o exercício e descansamos um pouco, para depois repeti-lo. Desta feita, porém, fitamos os olhos na ponta do nariz, e nessa postura permanecemos respirando regularmente até nos sentirmos cansados. Depois, expiramos o ar e descansamos.

Imediatamente após este exercício aconselha-se a prática de outros dois, que fortalecem os olhos de maneira extraordinária e que, praticados diariamente, ajudam a conservar a juvenil e fresca elasticidade dos globos oculares até uma idade avançada. São os *movimentos laterais e rotativos dos olhos*.

Os movimentos laterais executam-se da maneira seguinte: em *Padmásana,* olhamos primeiro diretamente à nossa frente. Depois, enquanto inspiramos profundamente o ar, giramos os olhos para a direita o mais pronunciadamente possível. Enquanto expiramos lentamente o ar, voltamos os olhos à posição inicial e olhamos diretamente à frente. Ato contínuo, enquanto fazemos uma inspiração profunda e lenta, giramos os olhos para a esquerda o mais pronunciadamente possível; depois, com uma expiração vagarosa, tornamos a olhar para a frente. Isto se repete três vezes.

Os movimentos rotativos dos olhos executam-se da maneira que segue: primeiro olhamos diretamente à nossa frente; em seguida, enquanto expiramos o ar, olhamos para baixo. Depois, enquanto o inspiramos lentamente, começamos a descrever um círculo com os olhos para a direita e para cima até que eles tenham alcançado o ponto central mais alto. Nesse ponto principiamos a expirar o ar e continuamos a rotar os olhos para a esquerda e para baixo até atingirmos o ponto central mais baixo. Aqui recomeçamos o ciclo com a inspiração e continuamos para a direita e para cima até completar o círculo três vezes. Em seguida, após breve descanso, principiamos a girar os olhos na direção oposta. Após a execução desses excelentes exercícios, continuada por algumas semanas, os olhos fracos se regeneram. As pessoas que os praticam desde a mocidade não precisarão de óculos até uma idade avançadíssima!

É muito importante executarmos esses exercícios *conscientemente, com toda a atenção e concentração,* e muito devagar. Só assim produzem êles realmente os seus benefícios.

24. SIMHÁSANA

POSTURA DO LEÃO

A Hatha Ioga não descura de nenhum músculo importante do corpo. Por que, portanto, haveria de esquecer a língua, cujos movimentos peculiares nos imunizam contra numerosas doenças da garganta? O *Simhásana pratica-se* em *Padmásana* ou *Sidhásana* e, durante os seus movimentos, respiramos regularmente.

Execução. — Arqueamos a língua para trás, exercendo pressão com a ponta sobre o céu da boca; em seguida, inclinamos a cabeça para a frente, tocando o tórax com o queixo e esticando a língua para fora o mais que for possível. Ato contínuo, recolhemos a língua, tornando a comprimir-lhe fortemente a ponta contra o céu da boca. Este esticar e recolher da língua repete-se de dez a doze vezes, em todas as quais é ela arqueada para cima, de encontro ao céu da boca.

Efeito terapêutico. — Volvidos os anos da infância, o ocidental civilizado nunca mais "põe a língua para fora", a não ser quando o médico lhe pede que diga "ah". Pois aí está um grande erro! Assim como o simples passear não basta aos músculos da coxa e da barriga da perna, se quisermos conservar-nos integralmente sadios, assim a língua também necessita de mais exercício do que o que lhe proporcionam tão-somente o falar e o mastigar. Como ficou patenteado num trabalho de pesquisa de Srimad Kovalayananda em Lonavla, o *Simhásana* tem o seguinte efeito terapêutico: o bom exercício dos músculos cervicais aumenta-lhes de contínuo o suprimento de sangue. Os nervos e as glândulas do pescoço tornam-se mais sadios. A garganta e a laringe recebem uma massagem especial. Fortificam-se a tiróide e as suas glândulas auxiliares. Aperfeiçoa-se a audição, torna-se mais completa a secreção de saliva. Limpa-se a garganta e cura-se a amigdalite incipiente.

Jiva-Bandha ou "bloqueio da língua" é o nome da primeira fase de *Simhásana,* em que a língua é arqueada para cima e comprimida de encontro ao céu da boca. Este exercício combina-se com o do *Viparita-Karani* (Veja *Viparita-Karani*).

25. SAVÁSANA

POSTURA DO CADÁVER

(Figura 66)

Sava, em sânscrito, significa "cadáver". Chama-se a este ásana "postura do cadáver" porque é o último e serve de descanso e relaxação depois dos outros exercícios.

Execução. — Deitamo-nos de costas, com os braços estendidos ao longo do corpo, os pés unidos e as pernas igualmente esticadas em todo o comprimento. Sem esforço, espaçamos o máximo possível a respiração. Descansamos. Começando pelos pés, relaxamos todos os músculos. Um após o outro, concentramo-nos nos músculos de todo o corpo, dos pés, das pernas, dos joelhos, das coxas, do abdome, dos braços, dos ombros, do pescoço e da cabeça; depois, conscientemente, deixamos de pensar neles, de modo que se relaxem de todo em todo e assim permaneçam. O corpo há de estar tão relaxado que o não sentimos. Concentramos a consciência no coração e experimentamos ùnicamente a mais profunda sensação de repouso e de paz que nos proporciona a saúde perfeita.

Efeito terapêutico. — O sistema nervoso obtém completo repouso. Este é o mais perfeito exercício de relaxamento, pois devemos compreender que *a relaxação dos músculos é tão importante para o desenvolvimento dêles quanto a sua atividade!* Equilibra-se a circulação do sangue e regulariza-se-lhe a distribuição. A circulação nas veias torna-se mais fácil; a hipertensão arterial diminui rapidamente. Alivia-se o coração, pois o seu trabalho torna-se muitas vezes mais fácil. Dez minutos de repouso nessa postura, com a respiração espaçada e os pensamentos concentrados num descanso integral e perfeito valem mais do que uma noite inteira de sono. O *Savásana* poderia chamar-se também "passividade ativa", visto que consciente e intencionalmente nos retiramos de todas as partes do corpo para concentrar-nos no coração e assim logramos as mesmíssimas condições que imperam durante o sono — com a diferença de estarmos acordados.

* * * *

Essa postura remata a lista dos ásanas. Recomendam os Iogues que os pratiquemos diariamente, quer sejamos velhos quer moços, homens ou mulheres. Antes de começar a catalogar os exercícios iogues que hão de ser executados todos os dias, seja-me permitido considerar, por um momento, o que a gente do Ocidente, com a sua vida em alta velocidade, ainda não aprendeu; a saber, o que significa *descansar* no sentido que os indianos atribuem à palavra!

O nosso corpo é uma fábrica equipada de máquinas. Os resíduos, as toxinas e os produtos da oxidação são "varridos" do organismo durante o sono, exatamente como acontece na fábrica, onde, terminado o dia de trabalho, se efetua a limpeza e a reparação das máquinas.

Entretanto, além do efeito regenerativo do sono, as pessoas civilizadas deveriam reaprender a arte, há tanto tempo esquecida, de relaxar à maneira como descansam os animais e os povos primitivos. Essa forma perfeita de repouso chama-se "relaxação muscular" em Hatha Ioga. Se erguermos um cão ou gato enquanto estiverem descansando, notaremos que todo o seu corpo é mole como um saco vazio. Os seus músculos, flácidos, estão relaxados como uma massa de pão. É isso o que os Iogües entendem por "descanso"!

Via de regra, os ocidentais mostram-se apressados até quando não têm o que fazer e quando — no seu entender — estão descansando. Mesmo que estejam deitados e, aparentemente, de certa forma repousando, têm os músculos pelo menos meio crispados. A corrente de prana e o fluxo de forças regenerativas dentro do organismo, porém, não começam a circular senão após um repouso completo de alguns minutos. No laboratório de Lonavla experimentos recentes provaram que um quarto de hora de perfeito repouso iogue varre do sangue toxinas perigosas.

Pela manhã, antes de nos levantarmos, e à noite, antes de adormecer, deveríamos praticar essa postura relaxante e repousante. Até durante o dia podemos, não raro, encontrar uma oportunidade para fazê-lo. Não somente entre os orientais, capazes de descansar horas a fio em aparente inatividade, mas também entre os europeus, há pessoas excepcionais que, no meio da azáfama e do alvoroço, até numa pausa entre duas transações comerciais, são capazes de deixar todos os negócios e problemas e, em qualquer posição desejada, proporcionar a si mesmos um repouso completo.

Uma regra há muito estabelecida recomenda que todos tomem as suas férias anuais. Toda a gente deveria poder passar, pelo menos, um mês em completa relaxação física e mental a fim de armazenar energia e vitalidade suficiente para o ano seguinte. Reparemos, porém, no descanso e no relaxamento a que se entrega efetivamente o ocidental. A maioria dos europeus e americanos principia realmente a exasperar-se quando começam as férias de verão. Primeiro que tudo têm de escolher aonde ir! Vêm, depois, os preparativos febris, o arranjo das malas, as discussões com carregadores e motoristas de praça, etc., e, acima de tudo, a excitação que precede o passeio. Num balneário em moda, o desgraçado viajante encontra tudo, menos descanso. Sobrenadam os instintos gregários. O próprio hotel proporciona distrações e, por mera cortesia, toda senhora e todo cavalheiro que se prezam julgam-se na obrigação de descer para tomar o chá das cinco e assistir às atrações noturnas. No dia seguinte, os mesmos hóspedes se estafam em excursões e até na praia, desacostumados que estão de tais esforços físicos; e, à noite, baile outra vez. Além disso, outros há que se põem a jogar bridge meia hora após a chegada. Ao invés de gozar do sol da montanha ou do ar da praia, carregado de ozona, ficam entre as mesmas nuvens de fumaça de cigarros que deixaram em casa. Em lugar de se relaxarem e descansarem, os seus nervos são "acalmados" com café forte e bebidas alcoólicas mais fortes ainda! O sono é limitado a umas poucas horas! No dia seguinte, enfrentam o sol quente com um coração já fatigado! Dessa maneira, a maioria das pessoas volta das férias e retorna ao trabalho cotidiano, queimada do sol mas exausta.

Isto não são férias de verão, e muito menos relaxamento! Esta é a maneira mais segura de esgotar prematuramente o motor. O organismo, que já se tornou suscetível a distúrbios e cuja vitalidade decaiu em virtude da nossa inadequada maneira de viver, não será capaz de lutar contra as moléstias e outros perigos que nos rondam permanentemente o corpo. Pequena percentagem de ocidentais amantes de desportos, que não se interessam por divertimentos de verão e reuniões sociais, caem no extremo oposto. Essa gente pertence ao grupo de excursionistas e remadores apaixonados que carregam a tenda e o equipamento por centenas de quilômetros morro acima e morro abaixo e por altas cordilheiras com o objetivo de escalar o cume mais alto. Tais esforços desportivos praticados a pretexto de respirar "o ar fresco do verão", podem, mais tarde, acarretar dilatações cardíacas e outros transtornos.

Vamos à praia de uma grande cidade! Entre os banhistas, pouquíssimos há que se retiram para a tranqüilidade de um sítio remoto, a fim de deitar-se na areia macia, fechar os olhos, pensar em nada e entregar-se ao puro e abençoado deleite da relaxação perfeita. Não! Quase todos os citadinos vão à praia em grupos, ou para encontrar-se com o indefectível círculo de amigos. Os mais velhos sentam-se ao pé da água e ficam conversando horas a fio, ao passo que os jovens brincam, exibem-se e flertam na praia ou dentro d'água. Tudo isso debaixo do tórrido calor do sol, visto que ninguém faz a mínima idéia do efeito fisiológico dos raios solares. Não sabem que o Sol só é agente terapêutico poderoso quando tomado em pequenas doses. Se tomarmos mais sol do que o que agüenta o nosso sistema nervoso, ele se transforma num veneno mortal! Mas a vaidade exige que tenhamos a pele bronzeada! Pobres criaturas nervosas, inquietas, cor de chocolate — que até fumam cigarros na praia! — vocês deviam saber que passar meio dia sob sol quente no princípio da temporada de verão é tão prejudicial ao coração quanto o seria para um ciclista destreinado, pedalar oitenta quilômetros de uma enfiada. Se apenas soubessem o dano que lhes acarreta ao *sistema glandular* endócrino, especialmente à *tiróide*, uma dose excessiva de banhos de sol!

As praias da Índia — que não são muito mais quentes do que as da Europa central durante a canícula — só se enchem de banhistas às últimas horas da tarde, pois o indiano sabe, por experiência, que essa é a melhor hora para banhar-se e nadar. Durante o dia, sob o sol escaldante, tomam-se também banhos de sol, mas nunca por mais de dez minutos. Só depois que a pele começa a ficar queimada é que podemos aumentar de alguns minutos esse prazo de tempo. Os indianos, de pele naturalmente escura estão, nesse sentido, em situação mais favorável do que os ocidentais de pele clara. Mas mesmo assim, não passam horas e horas ao sol abrasador. Quando querem nadar, nadam ao entardecer, depois do sol posto. Na Índia, toda criança aprende desde cedo que as posturas físicas intensificadas debaixo do sol são prejudiciais. E não o é menos o estender-se ao sol, como um jacaré, durante horas seguidas. Nesse sentido, um velho provérbio hindu tem um significado simbólico: "Só um tonto anda ao sol quando pode ficar sentado à sombra"... No Ocidente, muita gente evita a praia quando o tempo está enfarruscado ou o sol não brilha em todo o esplendor. Acredita que seria trabalho perdido e que o sol, "demasiado fraco", nada acrescentaria ao seu bronzeado. Mas, pelo contrário, os verdadeiros freqüentadores de praias, os autênticos "amantes da água", sabem que o efeito do sol é realmente mais forte quando o céu está nublado e brumoso. Nessas ocasiões, queima-se a pele de maneira uniforme e não por zonas. E quando o sol *brilha deveras* podemos até obter uma bonita cor de pele tomando um banho de ar na sombra. E mesmo que nademos num sítio umbroso, a reverberação da água e os raios solares filtrados através das nuvens nos proporcionarão o mesmo tom bronzeado que nos dariam os raios solares diretos.

Nós, gente do Sul da Índia, não podemos compreender por que tanto desejam os ocidentais possuir uma pele bronzeada. Todos os indianos do Sul têm cor de azeitona, mas nem por isso se sentem mais felizes ou mais importantes do que os indianos do Norte, que são claros. Quando cheguei à Europa, *surpreendeu-me verificar que a maioria das pessoas no Ocidente deseja ser escura para mostrar-se e fazer inveja aos outros!* Os indianos do Sul jamais pensariam em vangloriar-se de ter a pele mais escura do que a dos seus compatriotas do Norte! Que maior direito à fama e às honras terá alguém pelo fato de ser preto? Ainda não encontrei nenhum europeu tostado do sol, cor de chocolate, que soubesse responder a essa pergunta...

Voltamos agora à questão do "verdadeiro relaxamento" a que aludimos acima. Em virtude da constante e intensa tensão nervosa da vida ocidental, não é fácil aprendê-lo. Deitados de costas, sem nenhuma peça pesada ou apertada de roupa, estendemos os braços ao lado do corpo, com as palmas das mãos viradas para cima; relaxamos todos os músculos e não pensamos em nada deste mundo; isto é, sem nos identificarmos com eles, deixamos que os pensamentos divaguem à vontade, até que se cansem, o seu ritmo se afrouxe e o nosso cérebro se "esvazie". Todos nós, provavelmente, experimentamos esse estado peculiar quando o sistema nervoso, excitado, inquieto, açulado, apodera-se, à força, dos pensamentos. No transcurso do trabalho mais intenso, fixamos, à súbita, os olhos no vazio, desaparecem todos os pensamentos e o cérebro gira no vácuo. Se alguém nos dirige a palavra, não lhe respondemos, porque não o ouvimos nem o compreendemos. Volvido um ou dois minutos, o cérebro torna a "ligar-se" e voltamos à rotina cotidiana. Sentimos que o nosso trabalho, as nossas idéias e o nosso estado geral estão melhores e mais frescos. Isto não é senão o "desligamento" involuntário dos nossos pensamentos quando nos achamos sobrecarregados de trabalho mental. É a relaxação da mente e do corpo pelo espaço de um ou dois minutos.

Ora, este descanso reparador e esta relaxação podem ser provocados em condições ainda mais satisfatórias quando os praticamos quatro a cinco vezes por dia como exercício. Deitados de costas, com os músculos relaxados, esperamos que os pensamentos "parem". Quando, assim, "nos perdemos", começamos a descansar. O nosso último pensamento consciente ao iniciarmos o relaxamento e o primeiro "pensamento animador" que nos acode quando repomos em atividade a imaginação é o de estarmos completamente em repouso, deitados sem nenhuma tensão, e desejamos que todos os músculos, sem exceção, estejam relaxados. Se alguém nos erguesse a mão enquanto estivéssemos nesse estado, ela cairia como um trapo sem vida. Depois de descansar assim, completamente relaxados, de quatro a cinco minutos, podemos sentir que parte do nosso corpo — geralmente a mão ou o pé — treme um pouco como se presa de um espasmo. Este é um sinal de que nos retiramos completamente do corpo, entregando-lhe o funcionamento às energias normais da natureza. Dessarte, as desarmonias do nosso eu pessoal e imperfeito já não intervêm de maneira perturbadora. O exercício que nos relaxa, libera e descansa, que executamos deitados de costas durante cinco, dez ou quinze minutos, chama-se *Savásana*.

Sempre que possível, devemos praticá-lo fora de casa, no mato, debaixo das árvores, ou na praia, assim como de manhã e à noite na cama — mas não sobre uma pilha de travesseiros! Se nos lembrarmos das observações relativas à espinha no Capítulo I, compreenderemos por que é tão importante que permaneça a espinha completamente horizontal. Sempre que tivermos alguns minutos durante o dia — até durante as horas de trabalho — poderemos praticar este exercício. Não devemos esperar que nos sintamos quase mortos de cansaço!

Ao rematar a descrição da Hatha Ioga, gostaríamos apenas de dizer que o que pratica os antigos pranaiamas e ásanas não apenas entra na posse da perfeita saúde física e mental mas também acaba compreendendo o maior dos segredos do mundo: O HOMEM!

XV

O MILAGRE DOS EXERCÍCIOS DE MOVIMENTOS LENTOS

O HOMEM primitivo não precisava que lhe ensinassem quaisquer exercícios físicos. A sua maneira simples de vida e as suas atividades fora de casa, caçando, pescando, correndo, trepando em árvores, atirando pedras, nadando, lutando com animais selvagens, arremessando dardos, etc., eram muito melhores do que os nossos desportos modernos e propiciavam-lhe o mais perfeito exercício físico com a máxima concentração da atenção. O homem primitivo tinha de ser um gênio universal, pois era obrigado a satisfazer a todas as necessidades com o suor do próprio rosto e a força de ambas as mãos, consoante os planos elaborados na mente.

Isto significava que desde o raiar da aurora até às tantas da noite, o seu dia consistia num permanente exercício. E, assim, não somente permanecia sadio, mas dava aos músculos uma força tremenda.

No entanto, logo que principiou a civilizar-se restringiu-se a certas atividades. Delegou a outros parte do trabalho que executara anteriormente. E, agora, chegamos à situação desnatural em que parte da Humanidade não realiza, praticamente, nenhum trabalho físico, ao passo que o resto anda sobrecarregado de um trabalho enorme e embrutecedor. Se atentarmos apenas um pouquinho para essa situação de superespecialização, reconheceremos de pronto a causa de inúmeras moléstias que atribulam o gênero humano em conseqüência do emprego errôneo da força vital que reside em nós e das resultantes condições desnaturais de vida.

A rotina diária do ocidental que trabalha em escritório é um pecado inominável contra a saúde. Não obstante, o número de adultos que sentem a necessidade de esportes e fazem algum exercício, pelo menos de dois em dois dias, é diminuto. Compreende-se facilmente que, na febre e na pressa da vida moderna, os que não são ricos e precisam ganhar a vida com um trabalho mental, mal tenham tempo para práticas esportivas. Vivemos em nossa monótona e diária "rotina mental", sem dar ao corpo o de que ele precisa. Todo o nosso exercício consiste numa pequena caminhada em conjunção com os movimentos entre o lar e o escritório — reduzidos ao mínimo estritamente necessário pelo uso exagerado de bondes, ônibus, trens, metrôs e automóveis — e mais a manipulação de uma faca, de um garfo e de uma colher à hora das refeições. Não é muito para admirar que essa maneira degenerada de vida, continuada por anos a fio, nos acabe solapando a força vital a ponto de incapacitá-la para resistir aos contínuos ataques desferidos contra ela. O nosso trabalhador mental, que vive fisicamente inerte, acaba sendo presa, dessa maneira, das mais diversas moléstias. É um fato sobejamente sabido que a prática metódica dos esportes pode libertar até o mais inveterado sesteador da sensação de sonolência que o acomete após as refeições e contra a qual tem lutado em vão.

Entretanto, para as pessoas que trabalham apenas fisicamente, essa unilateralidade é igualmente perniciosa. O ceifeiro, o operário fabril, o pedreiro, todos executam um trabalho físico da manhã à noite, mas nunca obterão um sistema muscular perfeito ou uma perfeita saúde. O trabalho físico só pode desenvolver o corpo e torná-lo resistente quando executado com abundância de variações, como se estivéssemos jogando um jogo e exercitando todos os músculos uniformemente. O exercício físico natural e o anseio instintivo de jogos desportivos é parte da herança humana. Enquanto o homem viveu em condições naturais, curou a natureza de que todos os músculos e todas as partes do seu corpo se desenvolvessem e fortalecessem. Assim o trabalho como o jogo faziam parte da sua vida; mas não o trabalho como o executam multidões de trabalhadores hoje em dia! Isto não é senão uma servidão embrutecedora! Antigamente, havia a atividade altamente diversificada do homem primitivo, do homem da tribo, do soldado, do pioneiro, que consistia nos movimentos naturais do corpo ao executar centenas de diferentes atos úteis, de que participavam tanto a mente quanto o corpo.

Todos os desportos ocidentais desenvolvem os músculos, mas não devem ser praticados com exagero. Todos os tipos de esportes representam um esforço para o coração. O "coração de atleta" é a ameaça muito temida que conhecem todos os esportistas. Além disso, com pouquísimas exceções, as várias castas de esportes desenvolvem os músculos de maneira incompleta. O esgrimista adquire uma perna e um braço direitos vigorosos, o tenista, um braço direito forte, o patinador, coxas e barrigas da perna musculosas. Por outro lado, se quisermos desenvolver uniformemente os nossos músculos, devemos praticar vários esportes diferentes ao mesmo tempo. Mas quem terá tempo para tudo isso? Ora, pelo antigo método hindu de desenvolvimento dos músculos, todos podem possuir um corpo simétrico e equilibrado sem custosos equipamentos esportivos e sem perder muito tempo. Necessitamos apenas de um espelho e de quinze minutos por dia. Com esse sistema de exercícios de movimentos lentos, que não prescreve nenhuma ginástica embrutecedora mas consiste em movimentos como um jogo, associado a vigorosa concentração mental, adquirem-se músculos poderosos em pouquíssimo tempo. Assim, *toda a gente pode praticar esportes em casa,* num sistema que proporciona excelente possibilidade de nos exercitarmos com afinco todos os dias.

Os mais velhos exercícios indianos de desenvolvimento muscular *Dhandal* e *Bhasky* diferem da ginástica ocidental sobretudo por não consistirem em repetições mecânicas, senão em exercícios executados com grande interesse. *Ao passo que exercitamos a força de vontade ou a imaginação, observamos os músculos que se movem e a eles enviamos um fluxo de prana.*

Em exercícios praticados consciente e acintemente, usamos a faculdade de imaginação e vencemos as inibições do subconsciente, as dúvidas e o ceticismo. Se, por exemplo, dobramos lentamente o braço direito, sem deixar de observar o movimento, e imaginamos que, nesse exatíssimo instante, grande quantidade de prana está fluindo para os bíceps e, simultaneamente, suprindo de sangue todo o braço, — já teremos obtido esse resultado! Veja também o Capítulo X — *O Poder Construtivo da Consciência*. Após umas poucas semanas de prática diligente deste simples exercício físico, combinada com a concentração mental, verificamos, de repente, que o músculo do braço cresceu tanto quanto se tivéssemos realizado algum trabalho pesado durante vários meses. *O poder construtivo da consciência dará aos músculos a forma e o tamanho que imaginamos*. Experimentemos esse método em outras partes do corpo; se empregarmos a imaginação para enviar força vital a diversas partes do organismo, persistentemente desenvolvendo força, e se observarmos os nossos músculos durante os exercícios, ou os observarmos num espelho, não tardaremos a adquirir um corpo tão belo que até os atletas o admirarão.

O segredo do tremendo efeito do "exercício de movimentos lentos" sobre os músculos e todo o organismo reside no poder construtivo da consciência. Como já se indicou no capítulo sobre o controle da consciência, as minúsculas terminações nervosas que penetram todos os tecidos do corpo estão carregadas de um poder que lhes confere a vontade consciente. Durante o exercício, esses minúsculos reservatórios enchem-se de uma quantidade de prana de sorte que os músculos continuam a desenvolver-se não sòmente durante os próprios exercícios mas também depois, mesmo durante o sono, em obediência aos ditames da nossa vontade e com o objetivo de alcançar as formas desejadas pela imaginação.

Nas crianças e até nos adolescentes, o poder da consciência consegue, dentro de certos limites, transformar a própria estrutura óssea de acordo com as determinações da vontade. Podem compreendê-lo não somente os que o experimentaram na teoria mas também os que o tentaram na prática. Depois de curto período de exercício, já nos é dado experimentar o poder construtivo da consciência em nosso próprio corpo. Como resultado da influência mental, tais exercícios, realizados com a ajuda da auto-sugestão e da concentração, são infinitamente mais benéficos para os músculos e para o organismo do que qualquer desporto praticado irrefletidamente.

O sistema indiano de exercícios lentos realiza milagres quando praticado com afinco todos os dias. Não há necessidade de equipamento algum, pois a Ioga prescreve movimentos simples e naturais, à imitação dos "desportos" diários da gente primitiva. A título de exemplo, descrevamos o primeiro exercício.

(Figura 67)

Arremesso do dardo. — Fechamos o punho direito como se estivéssemos empolgando um dardo ou uma azagaia. Em pé, com as pernas separadas e o braço esquerdo esticado lateralmente, recuamos o corpo como se fôssemos arremessar a azagaia. Estendemos para trás o braço direito e inclinamos o tronco levemente para trás. Esta é a posição básica. Em seguida, executamos os movimentos do arremesso, até chegar à última fase, quando a mão direita que empunha o dardo está diante de nós e o braço esquerdo, atrás.. Durante o movimento, flexionamos os joelhos, primeiro o direito e depois o esquerdo. *Todos os movimentos devem realizar-se sempre de forma suave, rítmica, plástica e graciosa. É muito importante que executemos os exercícios nus ou em trajes de banho e, se possível, diante de um espelho de corpo inteiro.* Quando nos exercitamos num quarto, ou numa sala, é importantíssimo o espelho, que nos permite concentrar os pensamentos sobre a harmonia dos movimentos e o jogo dos músculos.

O verdadeiro exercício processa-se da seguinte maneira: assumimos, diante do espelho, a posição básica para o arremesso do dardo e, contraindo os músculos que intervêm nos movimentos, executamos cada fase do "esporte" tão lentamente como se estivéssemos a observar-nos num filme em câmara lenta. Os movimentos têm de ser tão pausados que o exercício que, em circunstâncias normais, levaria dois ou três segundos, leva de trinta segundos a um minuto. Virando levemente a cabeça para o lado podemos observar os movimentos dos músculos e de todo o corpo no espelho; vemos a contração dos músculos ao executarem o trabalho e, com a imaginação, lhes enviamos prana. Completados os movimentos, permanecemos na última fase durante um minuto inteiro e, logo, voltamos, com a mesma lentidão, à posição básica. Repete-se o exercício duas ou três vezes. Finalmente, com rápidas sacudidelas, relaxamos todos os músculos utilizados. Concluímos o exercício com algumas respirações profundas.

Muitos desportistas e treinadores ocidentais talvez se riam destes movimentos. Entretanto, antes de expressarem uma opinião, deveriam experimentar-lhes os efeitos *pelo menos durante uma semana,* quando teriam ocasião de observar, em si mesmos, os seus pasmosos resultados. A consciência "desenha" ou "pinta" as formas dos novos e poderosos músculos de acordo com o nosso desejo, quando conscientemente mandamos a energia ao corpo com toda a atenção. Não há pulmão, por mais fraco que seja, que não responda ao poder da consciência e não revele sinais de desenvolvimento, até em adultos. Tudo depende da imaginação, da vontade e da fé. Tudo aquilo em que depositamos fé logra êxito. ACREDITA NO QUE NÃO É, PARA QUE POSSA SER! A imaginação é o poder criativo em nossas mãos.

(Figura 68)

O segundo exercício que se deve praticar diariamente é o *Tiro com Arco e Flecha.*

Em pé, com as pernas separadas, viramos levemente de lado como se estivéssemos segurando um arco na mão esquerda. Apoiando-nos firmemente no chão, contraímos os músculos das coxas e dos braços e, estendendo o braço esquerdo, puxamos para trás a corda do arco com a mão direita e, logo, soltamo-la. O exercício todo deve durar aproximadamente um minuto e nós o rematamos sacudindo os músculos e executando várias respirações profundas.

Esgrima. — Assumimos a posição de um esgrimista. Como se empunhássemos um sabre, saltamos para a frente e para trás, dando estocadas à direita e à esquerda... mas tudo com a lentidão de uma lesma!

Levantamento de peso. — Inclinamo-nos para a frente, agarramos com as duas mãos um peso imaginário e erguemo-lo à altura do ombro. Em seguida, dobramos os joelhos e, num salto, separamos as pernas, a fim de adotar a postura apropriada para erguer o "peso" acima da cabeça com os braços estendidos.

Em pé diante do espelho e observando os movimentos, executamos o exercício tão vagarosamente que ele deve levar, pelo menos, um minuto. Finalmente — como sempre — sacudimos os músculos para relaxá-los e concluímos com uma respiração profunda.

Rachamento de tronco. — Este é um dos exercícios primitivos mais importantes. Em pé, com as pernas separadas, erguemos os braços diante do espelho, imaginando que, entre os punhos, um acima do outro, estamos segurando o cabo de um pesado machado que erguemos e baixamos como se estivéssemos cortando um tronco imaginário. São tão vagarosos os movimentos que cada "golpe" leva de um a dois minutos. Tornamos a sacudir os músculos e terminamos com uma respiração profunda.

(Figura 69)

Lançamento do peso. — Veja as ilustrações.

(Figura 70)

Corrida. — O correr é também um esporte natural das tribos primitivas: diante do espelho executamos os movimentos da corrida sem sair, na realidade, do lugar. Respirando devagar, dirigimos conscientemente o prana a todos os músculos envolvidos. Ainda uma vez finalizamos os exercícios sacudindo os músculos a fim de relaxá-los e, depois, executamos diversas respirações profundas.

Boxe. — Em pé, diante do espelho, assumimos a postura arqueada do pugilista. Desfechamos certo número de murros de direita e de esquerda contra um adversário imaginário; depois, inclinando-nos para a frente, golpeamos-lhe o corpo com ambos os punhos. Tudo isto também da maneira mais vagarosa possível, com a completa concentração de toda a atenção e a contração integral de todos os músculos envolvidos. Terminar sacudindo os músculos e respirando profundamente.

Natação. — Este exercício corresponde ao treinamento de natação tal qual é ministrado na Europa. Deitados sôbre o estômago num banco estreito ou num tamborete alto, executamos os movimentos natatórios, pensando constantemente no controle da respiração. Depois, deitamo-nos de costas e "nadamos" de costas. A importância da natação como desporto natural já foi discutida em conexão com o pranaiama, e tornamos a insistir em que, além de praticar os demais exercícios físicos, toda a gente deveria nadar pelo menos meia hora por dia.

Sega. — Também excelente exercício para desenvolver os músculos das costas e dos lados e preservar a elasticidade da espinha. Os movimentos para a direita e para a esquerda estimulam os nervos que partem da espinha dorsal. Executamos os movimentos da sega à direita e à esquerda; depois, inclinados para a frente, "cortamos" a grama mais curta com uma "foicinha" também em movimentos lentos. Ao terminar, sacudimos os músculos para desembaraçá-los e executamos várias respirações profundas.

(Figura 71)

Subida em corda. — Importantíssimo exercício para desenvolver o corpo, apresenta diversas variantes. O seu propósito consiste em imitar o natural exercício de trepar em árvores, parreiras, etc. É simplíssimo. Se nos exercitarmos ao ar livre, debaixo de árvores, agarramos um galho forte acima da cabeça; em casa, no quarto, o caixilho da porta servirá. A princípio ficamos pendurados, imóveis, durante vários segundos, aumentando gradativamente esse tempo para vários minutos. A seguir, depois de havermos descansado um momento, tornamos a agarrar o galho ou a porta e "erguemo-nos" quantas vezes pudermos.

Engatinhar. — Os adultos civilizados podem achar este exercício incompatível com a sua dignidade. Nada obstante, é sumamente benéfico. O andar de gatinhas durante apenas cinco minutos tem o mesmo efeito benéfico sôbre a circulação, o cérebro e as glândulas endócrinas que os ásanas em posições invertidas. Ao fazê-lo, não nos limitamos, naturalmente, a deslizar sôbre os joelhos, porém progredimos com braços e pernas esticadas, de modo que a cabeça fique pendente. Os efeitos fisiológicos dessa posição já foram discutidos em capítulos anteriores. Durante um ou dois minutos engatinhamos com os braços e as pernas tão tesos quanto possível; em seguida, engatinhamos, porém mais devagar, com os braços e as pernas dobrados; e, finalmente, acabamos engatinhando sobre os cotovelos. Isto é o que se chama o "*crawl* indiano". Praticado por vários minutos, é um dos melhores exercícios para o desenvolvimento dos músculos.

(Figura 72)

Tirar água do poço. — Em pé, com as pernas separadas diante do espelho e um tanto inclinados para a frente, executamos vagarosamente os movimentos necessários para puxar uma corda e tirar um balde pesado de água do fundo de um poço. Com uma mão sobre a outra, agarramos a "corda", puxando-a para cima de sorte que, ao dobrarmos o braço esquerdo de modo que a mão esteja próxima do peito, a mão direita está quase tocando o solo para apanhar a "corda" nessa altura. Ato contínuo, puxamos a "corda" com a mão direita, ao passo que a esquerda é esticada para baixo. Terminamos sacudindo os músculos e fazendo algumas respirações iogues.

(Figura 73)

Puxar uma corda. — Em pé, com as pernas separadas, diante de um espelho, estendemos o braço direito para a frente até "agarrar" uma corda imaginária, e puxamo-la com força, enquanto viramos o tronco para a direita. A seguir, fazemos os mesmos movimentos com o braço esquerdo, virando o tronco para a esquerda. Esse movimento alternado é um dos melhores exercícios para as costas. Mas aqui também não devemos esquecer-nos de que é preciso fazer tudo com a maior lentidão possível, a fim de dirigir cada fase com a consciência. Os movimentos devem ser completamente harmoniosos.

Trepar numa corda. — Exercício idêntico ao precedente, a não ser que a "corda imaginária" está em posição vertical e não horizontal. Assim, executamos todos os movimentos destinados a puxá-la para baixo a fim de "subir" por ela.

(Figura 74)

Luta. — Diante do espelho, lutamos com um oponente imaginário. Neste exercício, os movimentos lentos têm um efeito particularmente gracioso. De vez em quando, entre os vários agarramentos, praticamos o *Kumbhaka*. Entretanto, a retenção do fôlego nunca deve ultrapassar sete segundos.

Os movimentos característicos do futebol, da patinação sobre o gêlo, do tênis, da esquiação e do lançamento do peso também podem ser efetuados lentamente.

Por que é necessário um espelho de corpo inteiro para a execução dos exercícios de movimentos lentos? Trata-se, na realidade, de uma concessão feita aos ocidentais que se exercitam em casa. Os indianos praticam os exercícios *Dhandal* e *Basky* simultaneamente com o guru (mestre). Enquanto se concentram, podem observar o magnífico jogo dos músculos do corpo formoso e simétrico do mestre. Estão, dessarte, praticando "de acordo com o modêlo". O seu subconsciente registra a imagem do corpo perfeito do mestre, que alcançou a perfeição física mercê dos mesmíssimos exercícios. Esse alto grau de associação e concentração de prana só se obtém quando praticamos com um mestre perfeitamente desenvolvido. Como isso nem sempre é possível no Ocidente, serve o espelho de excelente substituto, embora nesse caso devamos nós mesmos imaginar as belas formas musculares — sem o "modelo". Daí que se aconselha pendurar alguns retratos de corpos atléticos bem desenvolvidos ao redor do espelho. Se não nos for possível conseguir um espelho grande, podemos praticar à noite defronte de uma lâmpada, observando os movimentos das sombras na parede e procurando executar apenas belos movimentos, pois estamos constantemente a observar-nos, seja ao espelho, seja na parede.

Se nunca praticamos esportes, o nosso corpo e os nossos músculos representam uma massa informe como os blocos não desbastados de pedra diante do escultor. Já teve alguém ocasião de ver um escultor trabalhar uma pedra com os olhos fechados, fiscalizando e criticando o trabalho apenas depois de terminado?

Assim como o artista observa constantemente o lento desenvolvimento do trabalho e saboreia a animação do material amorfo através da sua atenção, ao passo que extrai fé, inspiração e força da própria obra, assim também devemos admirar o jogo dos nossos músculos, o harmonioso movimento do nosso corpo e o rápido desenvolvimento das massas musculares até que o material amorfo e "morto" se haja transformado num monumento vivo de músculos atléticos. Esse sistema único de antigos exercícios, que combina a fé, a força de vontade e a imaginação com movimentos físicos é digno de séria atenção e completo estudo por parte dos professores de cultura física no Ocidente.

XVI

NADA SEM A MENTE

EMBORA neste livro eu tenha apenas tratado das regras indianas relativas ao corpo físico — fiz um estudo da sabedoria iogue mais elevada no meu livro *A Ioga Como Traço de União Entre o Leste e o Oeste* — a Hatha Ioga, não obstante, é toda ela impregnada dos básicos elementos da Ioga mental. Umas poucas palavras a este respeito não serão aqui descabidas.

Antes de apresentar as linhas gerais dos princípios fundamentais da mais alta filosofia hindu, devo frisar ainda uma vez o efeito extraordinário que os exercícios físicos — realizados com a cooperação da mente — exercem sôbre os músculos.

Os pensamentos — a manifestação da mente — são todo-poderosos e forjam o nosso destino tanto para o bem quanto para o mal. No capítulo sobre as relações recíprocas entre o corpo e a mente, aprendemos que, com a ajuda de pensamentos bons e positivos podemos atrair condições boas e desejáveis; ao passo que os pensamentos maus, negativos, os maus sentimentos, nos impelem para o mal, a desgraça e a doença. A força do pensamento domina a nossa vida terrena, os nossos contactos com os outros, os nossos negócios e os nossos hábitos. A força do pensamento concentrado, quando sabemos organizá-lo e transmiti-lo mediante a sugestão, é tão grande que, com a sua ajuda, o iniciado controla facilmente a vontade de outras pessoas. O Iogue, entretanto, não visa a esse resultado, mas apenas deseja manifestar a sua unidade com Deus.

O esplêndido experimento científico realizado pelo Professor W. G. Anderson, da Universidade de Yale, relativo à mensuração do pensamento e do poder mental deve ser mencionado aqui. Um estudante foi colocado sôbre uma balança muito sensível, de modo que o centro de gravidade do seu corpo ficasse exatamente sobre o centro da balança. Deu, então, o professor ao aluno alguns problemas de aritmética para resolver, provocando maior afluxo de sangue ao cérebro do estudante. Como resultado da mudança no equilíbrio do corpo, inclinou-se a balança na direção da cabeça. Quanto mais difíceis eram os problemas aritméticos, tanto maior a concentração mental a que se obrigava o rapaz e tanto mais se desviava a balança da linha horizontal. Continuando a experiência, pediu o professor ao aluno que se concentrasse sobre exercícios físicos, pensando estar fazendo de dez a vinte flexões dos joelhos e imaginando que os músculos das suas pernas estivessem começando a cansar-se. Volvidos alguns minutos, inclinou-se a balança na direção dos pés — prova surpreendente de que o simples poder da mente bastava a dirigir o fluxo de sangue para as pernas unicamente em resultado de exercícios imaginários. A mesma experiência realizou-a o Professor Anderson em diversos membros do auditório, com resultados semelhantes.

A fim de investigar melhor o feito milagroso da mente sôbre o corpo e os músculos, mediu o professor a força separada do braço direito e do esquerdo de onze dos seus jovens alunos. Em média, os braços direitos dos estudantes revelavam uma força de tração de cinqüenta e quatro quilos e meio. Em seguida, o professor submeteu os onze estudantes a um curso cuidasosamente preparado de ginástica "de um braço só" durante uma semana. Medidas exatas realizadas ao cabo dessa semana revelaram o fato surpreendente de que, enquanto a força média do braço direito aumentara 3 quilos, a força de tração e pressão do esquerdo, que permanecera inativo, aumentara 3 quilos e meio! Provou o experimento que o cérebro, que estava controlando com interesse os exercícios de ginástica, não sòmente mandara sangue aos músculos exercitados, mas também *fortificara e desenvolvera o braço esquerdo inativo.*

O Prof. Anderson construiu uma "gangorra" especial, que permanecia em absoluto equilíbrio quando se deitava sobre ela. Se ele, concentrando-se, imaginasse estar dançando, a parte da gangorra debaixo dos seus pés principiava a inclinar-se para baixo. O atleta alemão da década de 1880, Eugen Sandow, já no seu tempo, proclamava que o exercício físico executado mecanicamente e sem concentração do pensamento era de pouca serventia para o desenvolvimento dos músculos. Ele e o Prof. Anderson foram os primeiros a conhecer o efeito milagroso do sistema indiano de ginástica diante do espelho. Infelizmente, porém, só se interessaram por ela em função dos seus exercícios e, dessarte, o seu conhecimento logo se perdeu.

Ocioso seria discorrermos sobre o fato de que a filosofia iogue está em franca oposição às idéias materialistas que — desgraçadamente — predominam no mundo de hoje. De acordo com a Jnana Ioga, o ser humano consiste de três partes: o corpo, a mente e a alma. A alma é o EU, a centelha divina que nunca desaparece, brilha eternamente e se liberta, na morte, do invólucro terreno de poeira e continua a existir em plano mais elevado. A mente é a sede da vida emotiva e instintiva, pequeno armazém de instintos e o Euzinho subsconsciente que liga a alma imaterial perfeita ao corpo material imperfeito. Em outras palavras, a mente é a capa da alma, sua túnica invisível e semimaterial, o acumulador de prana e de raios cósmicos, em contraste com o cérebro, nosso milagroso aparelho receptor e transmissor de rádio, de absoluta precisão, milagrosamente complicado embora integralmente material. Esse maravilhoso instrumento recebe as vivificantes vibrações de amor do GRANDE TRANSMISSOR e, dentro do seu reduzido campo de ação, permite-nos manter contacto e trocar idéias com outras mentes humanas. Segundo a Ioga, os animais, as plantas e os minerais só têm mente, porque, na linha ascendente do seu desenvolvimento ainda não alcançaram a fase em que se ilumina a centelha divina dentro deles para dar-lhes, depois de centenas de milhões de anos, uma existência humana consciente.

Nesse particular, cumpre-me retificar a errônea noção, amplamente divulgada no Ocidente, sobre a crença indiana na "transmigração da alma", segundo a qual nós renascemos em corpos de animais. Essa idéia nunca foi ensinada pelas mais altas religiões hindus. De acordo com o Hinduísmo, a alma humana só pode aperfeiçoar-se numa direção ascendente, e não há pecado terreno que, ao arrepio das leis eternas do desenvolvimento, possa obrigar uma alma e degradar-se a ponto de voltar a um plano inferior de existência. Por outro lado, constitui princípio importante da filosofia iogue que, a fim de aperfeiçoar a alma humana e expiar antigos pecados, o ser humano tem de renascer séculos depois, consoante a vontade de Deus. Segundo o ponto de vista indiano, só a reencarnação explica razoavelmente, até certo ponto — de acordo com os padrões humanos normais — as incompreensíveis diferenças entre as pessoas nesta existência terrena. Por que há de um homem nascer mendigo, outro, rei, outro, marajá cercado de tesouros e multidões de criados, e outro ainda, pária intocável?

— Onde está a justiça em tudo isto? — pergunta o pensador indiano.

A vida humana é uma grande arena em que cada qual desempenha a sua parte e desenvolve as próprias faculdades mentais e físicas numa direção positiva ou negativa de acordo com o seu livre arbítrio. Já viu alguém, alguma vez, um campo de futebol em que um esquadrão bem alimentado e bem treinado seja lançado contra um grupo de mendigos estropiados e subnutridos, escolhidos ao acaso nas ruas? Está visto que os mendigos não teriam a mais mínima oportunidade!

Se não quisermos aceitar o princípio da reencarnação, qualquer arena de esportes terrenos há de parecer-nos terrível injustiça. Segundo o ponto de vista geralmente aceito no Ocidente pelos que acreditam numa alma e num mundo futuro, as pessoas não nascem com quaisquer *handicaps* mentais, visto que a alma, ao nascer, é uma "página nova, em branco". O homem recebe a alma sem nódoa e sem pecado como uma dádiva. A filosofia iogue nos ensina, porém, que isso seria uma grandíssima injustiça! De acordo com o ponto de vista indiano, as desigualdades da vida e o seu significado só se podem explicar se admitirmos que, ao longo da linha ascencional de desenvolvimento mental e moral — cuja meta final se perde na luz flamejante do eterno esplendor e do amor eterno — há diversos escalões e diversas classes que precisamos repetir se neles não tivermos sido previamente bem sucedidos.

Em nossa época sangrenta, é impossível a um indivíduo pensante fazer vista grossa ao fato de que o seu destino pessoal, as lutas dos povos do mundo, o instintivo anseio de liberdade e de uma vida melhor, e todas as guerras das nações estejam incluídas num plano divino em relação ao mundo. O século do materialismo está chegando ao fim. Luta o homem por ideais mais elevados, pois sente no EU inconsciente e consciente que as muitas mentiras, os entrechoques das classes, a repressão, as normas sem sentido do convencionalismo e o modo desnatural de vida a que é obrigado por uma civilização que devora a si própria — tudo se encontra num estado de decadência e colapso, e que um mundo novo, mais belo, mais livre, mais compreensivo e mais generoso não tardará a nascer.

Todo o sistema da Hatha Ioga se baseia na volta a um modo natural de vida, uma intuição que conduz a mente humana desde um plano mais elevado. Baseia-se num retorno a uma inspiração da mente e assim se torna numa base valiosa para o novo mundo que está nascendo e para a nova geração que levará uma existência mais feliz e mais natural. À maneira que morrer o clamor das armas, surgirá um mundo mais livre, e não tardará o momento em que teremos de tratar e curar as feridas do homem e exercitar-lhe o corpo de modo mais sadio e mais consciente. Permita Deus que os três maiores dons da Hatha Ioga — a saúde, a força e a juventude — sejam transmitidos à nova geração

XVII

SUGESTÕES ÚTEIS AOS ALUNOS DE IOGA

LEVANTE-SE à mesma hora todas as manhãs e deite-se à mesma hora todas as noites. Deite-se, quando muito, às dez da noite, pois a posição cósmica da Terra *antes da meia-noite oferece ao sistema nervoso a radiação mais favorável à regeneração*.

Seja o seu primeiro pensamento ao despertar A SAÚDE! Concentre-se no que significam para a mente e para o corpo a saúde e a força.

Se possível, tome um banho todos os dias; liberte a pele das impurezas e venenos. Seja pura a sua atmosfera física e mental.

Sempre que possível, retire os pés da prisão não ventilada dos sapatos; ande descalço no mato, no campo, à beira dos rios ou dos lagos, para absorver, através das plantas dos pés, radiações terrestres que lhe fortalecem e retemperam o organismo de maneira extraordinária. Os habitantes das cidades cansam-se tão depressa porque os sapatos, o concreto e o asfalto os separam dessa fonte saudável de energia. No campo, a gente pode andar quilômetros e quilômetros sem cansaço. Não raro arranca os sapatos e leva-os ao ombro! Antes de deitar-se, exercite os dedos dos pés. Movimente-os individualmente, de modo que se tornem animados e conscientes. Procure adestrar-se em agarrar com eles pauzinhos e pedrinhas.

Passe, todos os dias, alguns minutos completamente nu. Você precisa desse banho de ar, visto que a sua pele se mantém separada do ar o dia inteiro e a respiração cutânea é impedida pela roupa pesada. Se iniciar os banhos de ar no verão e praticá-los diariamente, logo adquirirá uma esplêndida resistência.

Pela manhã e à noite faça alguns exercícios com os olhos para que nunca venha a precisar de óculos.

Lembre-se de conservar limpas as fossas nasais, visto que são a via de acesso do prana. De manhã, tome um banho nasal aspirando um pouco de água moderadamente fria e levemente salgada. Se tiver catarro, tome um banho nasal três vezes por dia. Deite num prato um pouquinho de água quente, o mais quente que puder suportar. Adicione-lhe uma colher rasa de chá de bicarbonato de sódio, enfie o rosto na água e aspire-a pelo nariz até que ela atinja as cavidades superiores da boca; cuspa-a e pratique o *Sarvangásana*. Dessa maneira poderá livrar-se do resfriado mais renitente.

Antes e depois de cada refeição, a sua boca deve ser lavada. Mantenha os dentes limpos. Corte para seu uso um raminho de carvalho, de abeto ou de eucalipto. O tanino refresca e fortifica as gengivas, impedindo a formação de tártaro e a retração das gengivas, moléstia tão comum no Ocidente. Entre as cerdas da escova de dentes há milhões de micróbios. O tanino existente num raminho de carvalho atua como desinfetante. O seu uso é extremamente simples. Corte um galhinho de, aproximadamente, meio centímetro de diâmetro e masque a ponta até que as fibras se separem como uma escovinha. Com ela, limpe os dentes por dentro e por fora, em direção vertical, de sorte que se asseiem assim os dentes como os espaços entre eles. As coroas dos dentes já terão sido limpas pelo simples mascar do ramo. Tenha cuidado para não irritar nem ferir as gengivas; para isso, masque a madeira até amaciá-la. O ramo novo é elástico, cheio de seiva, e não pinica as gengivas. Faça-o um dia sim, um dia não. Nos outros dias, tome de um pouco de sal úmido no dedo indicador e, quando ele se dissolver, esfregue os dentes e as gengivas com o dedo, para aumentar a circulação do sangue e fortificar as gengivas e as raízes dos dentes. Os seus dentes serão alvíssimos e o seu hálito, agradável.

Os alimentos devem ser bem mastigados. A mastigação completa não somente é necessária à digestão, mas também atrai às raízes dos dentes generoso fluxo de sangue.

Seja o seu regime alimentar cada vez mais abundante de alimentos crus. Se você, até agora, tem comido muita carne, não mude o regime sem um período de transição, para não prejudicar o organismo. A transição deve ser gradativa. A ingestão de certa quantidade de carne justifica-se nos climas mais frios e não é obstáculo à prática da Ioga.

Acima de tudo, porém, seja moderado! A carne produz muitos resíduos e toxinas e sobrecarrega os órgãos da digestão. Os vegetais, as frutas, os cereais, o mel e os produtos do leite devem constituir a base da sua alimentação.

Cumpre também evacuar diariamente. Se a sua atividade intestinal não for regular, pratique os ásanas apropriados: o *Uddiyana-Bandha*, o *Paschimotana*, o *Ioga-Mudra*, o *Nauli*, etc. Acostume os intestinos a funcionarem regularmente nas horas naturais de eliminação, pela manhã e após as refeições.

Se quiser obter resultados sérios com a Hatha Ioga, evite o fumo, as bebidas alcoólicas e os maus hábitos de outros vícios perigosos, que embotam os próprios centros nervosos e cujo despertar visa a Ioga.

Nunca permita que o ressentimento, o ódio, o desprezo, a cobiça, a inveja ou qualquer outro instinto baixo lhe toque a mente. Tais emoções provocam correntes perigosas, envenenam a mente e o corpo e redundam em doença. Discipline as suas emoções; seja feliz e não permita que circunstâncias externas influam em você! Tenha sempre consciência do fato de que *no céu da sua mente o sol é você!*

Fale apenas quando tiver alguma coisa para dizer. Tagarelando, não raro se dissipa tremenda quantidade de energia positiva. Evite pensar mal, falar mal, proceder mal.

É de grande utilidade passar um dia por mês, de preferência na ocasião da lua nova ou da lua cheia, em completo jejum e completo silêncio (*Maunam*). As comportas que você fecha dessa maneira permitem-lhe acumular energia e fortalecer a força de vontade e a saúde.

Se for possível, pratique a Ioga num cômodo especial. Nesse cômodo deve haver sempre ar puro. Não a pratique num quarto cheio de fumaça de cigarros e odores alcoólicos, onde conversações baixas se hajam travado recentemente! Quando entrar nesse cômodo para exercitar-se, deixe lá fora, com o casaco, todos os problemas, ansiedades, temores e preocupações. Assim o seu lar irradiará felicidade e será consagrado à pureza. Pratique a Ioga num tapete limpo ou numa esteira, orientados para o Nascente.

Principie os exercícios eliminando todos os sentimentos de medo, olhe para o futuro com confiança e comece as profundas inspirações com fé no poder curativo dos exercícios. Seja a sua alma cheia de paz, alegria, paciência e determinação!

Conserve os olhos postos na libertação mental. Lute incessantemente por consegui-la. Decore umas poucas sentenças dos ensinamentos dos grandes mestres. Quando sentir que a treva procura envolvê-lo, afaste-a com a ajuda da luz das palavras dos mestres. Quando não levarem o nome do autor, as seguintes citações são de Swani Vivekananda.

> Duas coisas há que cumpre evitar:
> os maus desejos e a mortificação do corpo.
>
> Buda

> O prazer é breve como o relâmpago —
> Por que hei de, então, buscar os prazeres?
>
> Buda

> O futuro infinito está diante de vós e deveis lembrar-vos sempre de que cada palavra, cada pensamento e cada ação vão juntando provisões para vós e assim como os maus pensamentos e as más obras estão prontos para pular sobre vós como tigres, assim também existe a esperança inspiradora de que os bons pensamentos e as boas obras estejam prontos, com a força de cem mil anjos, para defender-vos por todo o sempre.

> Tenho de manifestar o mais alto.
> Não posso satisfazer-me com menos.

O grande lema é "Ajuda e não lutes", "Assimilação ao invés de Destruição", "Harmonia e Paz em lugar de Dissensão".

O corpo é obra do pensamento.

Na força dos indivíduos reside a força de toda a nação.

Queremos uma religião que faça homens. Queremos HOMENS! HOMENS de músculos de ferro e nervos de aço!

Que hei de fazer para mitigar os sofrimentos dos meus semelhantes? Amá-los!

Os poderes da mente são como raios dispersos de luz; concentrados, iluminam. Este é o nosso único meio para alcançar o conhecimento.

Levantai-vos! despertai! e não vos detenhais enquanto não tiverdes alcançado a meta!

Qualquer um pode mostrar-nos o que é o mal, mas o verdadeiro amigo da Humanidade é aquele que descobre um meio para livrar-nos das dificuldades.

O homem nunca progride do erro para a verdade, senão da verdade para a verdade, da verdade menor para a verdade maior.

Se pecado houver, este será o único pecado — dizerdes que sois fracos ou que outros são fracos.

Esta é a única maneira de alcançarmos a meta, dizer a nós mesmos e a toda a gente, que somos divinos. E à proporção que o repetirmos, a força nos acudirá. Aquele que a princípio vacila, acaba ficando cada vez mais forte, e a voz aumenta de volume até que a verdade se apossa dos nossos corações, corre-nos pelas veias e nos impregna o corpo. O erro se dissipará à medida que se tornar a luz cada vez mais resplendente, fardos e fardos de ignorância se desvanecerão, e tempo virá em que tudo o mais terá desaparecido e somente brilhará o Sol.

O mal é uma cadeia de ferro, o bem é uma cadeia de ouro; ambos são cadeias. Sêde livres e sabei, de uma vez por tôdas, que para vós não há cadeias. Servi-vos da cadeia de ouro para livrar-vos da de ferro, mas, depois, lançai de vós ambas as duas!

Ó vós, deuses sobre a Terra! Pecadores? Pecado é chamar assim a um homem; é difamar a natureza humana. Levantai-vos, ó leões, e sacudi o engano de que sois cordeiros. Almas imortais, espíritos livres, benditos e eternos, não sois matéria, não sois corpos; a matéria é vossa escrava, não sois vós os escravos da matéria!

Quanto mais adversas forem para vós as circunstâncias, tanto mais manifesta se tornará a vossa força interior.

A verdade pesa infinitamente mais do que a inverdade, e o mesmo ocorre com a bondade. Se a ambas possuís, elas mesmas abrirão o caminho pela simples força da gravidade.

Uma nação há de tornar-se forte pela educação.

Não há necessidade, não há aflição que não possais afastar pela consciência da fôrça do espírito interior. Acreditai nestas palavras e sereis onipotentes.

Num conflito entre o coração e o cérebro, segui o coração. Para triunfar, deveis possuir tremenda perseverança, tremenda vontade. "Eu beberei o oceano", diz a alma que persevera, "a minha vontade arrasará montanhas." Tende essa casta de energia, essa espécie de vontade, trabalhai sem desfalecimentos e alcançareis a meta.

Aqueles que realmente desejam ser Iogues têm de renunciar, de uma vez por todas, à mania de criticar as coisas. Pegai de uma idéia. Fazei dela toda a vossa vida; pensai nela; sonhai com ela; vivei-a. Enchei dessa idéia o cérebro, os músculos, os nervos, todas as partes do vosso corpo, e abri mão de quaisquer outras idéias. Este é o modo de triunfar e este é o modo pelo qual se produzem os grandes gigantes espirituais.

Como se obteve todo o conhecimento do mundo senão pela concentração dos poderes da mente? O mundo está pronto para desvelar os seus segredos se soubermos como bater-lhe à porta, como dar a pancada necessária. O poder e a força da pancada provêm da concentração. Não há limites para o poder da mente humana. Quanto mais concentrada estiver, tanto mais força será dirigida para um determinado ponto; este é o segredo.

Se a matéria é poderosa, o pensamento é todo-poderoso!

Não se há de alcançar a perfeição, visto que já está dentro em nós. Não se há de conseguir a imortalidade e a bem-aventurança, pois já as possuímos; sempre foram nossas. Se disserdes que estais atados, atados ficareis. Se tiverdes a coragem de declarar que sois livres, livres sereis neste mesmo instante.

A salvação do mundo é uma Humanidade culta.

Pestalozzi

Se vemos o que é realmente belo, respondemos à beleza e nos tornamos parte dela. Se a vida individual é inspirada pela beleza, a vida nacional mudará concordantemente, PORQUE A NAÇÃO DEPENDE DO INDIVÍDUO.

Rukmini Devi

O EU não é apenas a coisa mais fácil de se conhecer, mas além dele nada há que se possa conhecer. Tudo o que se requer para compreender o EU é PERMANECER EM SILÊNCIO. E haverá coisa mais fácil do que isso?

Sri Ramana Maharishi

Trazei toda a luz para o mundo. Luz, trazei luz! A todos ilumine a luz; a tarefa não estará concluída enquanto todos não houverem alcançado o Senhor. Trazei luz para o pobre. Trazei luz para o rico, que dela precisa mais do que o pobre. Trazei luz para o ignorante e mais luz ainda para o instruído, pois as vaidades da instrução em nosso tempo são tremendas! Dessarte, trazei luz para todos.

XVIII

TABELA DE EXERCÍCIOS PRÁTICOS

A FINALIDADE *da Hatha Ioga é tornar consciente e animar o nosso corpo!* Mas isto não é tudo. A meta final é também sermos conscientes na compreensão, isto é, na mente. A prática dos ásanas acompanhados dos pranaiamas nos proporciona um controle absoluto do corpo. Simultaneamente, porém, devemos lembrar-nos de disciplinar a mente: no ambiente que nos rodeia sejamos passivos e retirados, ao passo que nos concentramos, ao mesmo tempo, sobre o EU interior e adquirimos uma compreensão mais elevada. O homem há de manter a mente sob o seu controle permanente e não permitir que os pensamentos lhe derivem à toa; pelo contrário, precisa viver em paz e equilíbrio constantes. Se os nossos pensamentos alcançarem poder sobre nós, deixaremos de pisar terreno sólido e nos veremos indefesos diante de qualquer infortúnio. O segredo da felicidade depende do grau em que conseguimos *dominar a mente e o corpo*.

Os exercícios de Hatha Ioga nos ensinam o domínio absoluto do corpo e da energia contida dentro dele. Entre os exercícios enumerados nas tabelas seguintes, veremos que o nono de cada lista é sempre seguido pelo *Savásana*. Esse nono exercício destina-se a ajudar-nos a disciplinar os pensamentos. Quando estamos despertos, a sede da consciência reside no cérebro. Agora temos de forçá-la a retirar-se por alguns minutos e esvaziar completamente os órgãos do pensamento. O nosso centro mental, normalmente, só descansa durante o sono, quando a natureza consente em que esse importantíssimo reservatório de energia seja liberado das tarefas usuais.

Sentamo-nos em *Padmásana,* "desligamos" os pensamentos, concentramo-nos no coração e regulamos a respiração até que ela se torne lenta e regular. Mantemos a espinha direita e experimentamos uma paz absoluta. Atentamos para o coração e temos a impressão de "penetrá-lo". Deixando no limiar as preocupações, irradiamos tranqüilidade e paz integrais... Tenhamos o cuidado de impedir que quaisquer outros pensamentos nos perturbem. Deveríamos praticar este exercício de cinco a dez minutos todos os dias! É particularmente útil e necessário aos ocidentais que levam uma existência exageradamente ativa.

Com a paz no coração, deitamo-nos de costas e sempre concluímos os exercícios com o *Savásana*.

Os que praticam a Hatha Ioga deveriam adaptar os exercícios às metas que se propõem conseguir.

Aos ocupadíssimos empregados de escritório, que praticam a Ioga para preservar a saúde, aconselha-se que executem os exercícios seguintes todas as noites antes do jantar — nunca com o estômago cheio.

Os que desejam possuir um corpo perfeito e consagrar mais tempo ao aperfeiçoamento da consciência devem praticar os exercícios de movimentos lentos pela manhã e os de Ioga à noite, ou vice-versa.

Aos que pretendem praticar a Ioga mais intensamente é indispensável procurarem um competente mestre intelectual e praticarem sob a sua orientação.

1.ª Semana

1.	Respiração iogue completa em *Padmásana* ou *Sidhásana* (pág. 122)	7 vezes
2.	*Kumbhaka*, 10-20 segds. de retenção (pág. 125)	2 "
3.	*Ujjayi "Sss"* (pág. 126)	3 "
4.	*Vakrásana*, 1.ª fase (pág. 142)	2 "
5.	*Ioga-Mudra* (pág. 139)	3 "
6.	*Matsyásana* (pág. 142)	2 "
7.	*Bhujangásana* (pág. 148)	3 "
8.	*Viparita-Karani* (pág. 158)	3 "
9.	Meditação (pág. 137)	5 minutos
10.	*Savásana* (pág. 168)	5 "

2.ª Semana

1.	Respiração iogue completa, sentado (pág. 122)	7 vezes
2.	*Kapalabhati* (pág. 129)	3 "
3.	*Bhastrika* (pág. 130)	3 "
4.	*Sukh Purvak* (pág. 130)	3 "
5.	*Paschimotana* (pág. 143)	3 "
6.	*Supta-Vajrásana* (pág. 139)	3 "
7.	*Trikonásana* (pág. 147)	3 "
8.	*Sarvangásana* (pág. 154)	3 "
9.	Meditação (pág. 137)	5 minutos
10.	*Savásana* (pág. 168)	5 "

3.ª Semana

1.	Respiração iogue completa, sentado (pág. 122)	7 vezes
2.	Respiração purificadora (pág. 131)	3 "
3.	Respiração para fortalecer os nervos (pág. 132)	3 "
4.	*Vakrásana* 2.ª fase (pág. 142)	2 "

5. *Uddiyana-Bandha*, em pé (pág. 145) . . . 3 vezes
6. *Padahastásana* (pág. 144) . . . . 3 "
7. *Ardha-Salabhásana* (pág. 151) . . . . . 2 "
8. *Halásana* (pág. 164) . . . . 2 "
9. Meditação (pág. 137) . . . . 5 minutos
10. *Savásana* (pág. 168) . . . . 5 "

4.ª SEMANA

1. Respiração iogue completa, sentado (pág. 122) 7 vezes
2. Respiração "Ha", em pé (pág. 132) . . . . 2 "
3. Respiração "Ha", deitado (pág. 133) . . . 3 "
4. *Sukh Purvak* (pág. 130) " . . . . . . 3 "
5. *Ardha Bhujangásana*, 1.ª fase (pág. 150) . . 3 "
6. *Ioga-Mudra* (pág. 139) . . . . 3 "
7. *Trikonásana* (pág. 147) . . . . 3 "
8. *Viparita-Karani* (pág. 158) . . . . . . 3 "
9. Meditação (pág. 137) . . . . 10 minutos
10. *Savásana* (pág. 168) . . . . 10 "

5.ª SEMANA

1. Respiração iogue completa, sentado (pág. 122) 7 vezes
2. Pranaiama N.º 1 (pág. 134) . . . . . . 3 "
3. Pranaiama N.º 2 (pág. 134) . . . . . . 3 "
4. *Ardha-Matsyendrásana*, 1.ª fase (pág. 140) . . 2 "
5. *Paschimotana* (pág. 143) . . . . 3 "
6. *Bhujangásana* (pág. 148) . . . . 3 "
7. *Uddiyana-Bandha*, em pé (pág. 145) . . . 3 "
8. *Sarvangásana* (pág. 154) . . . . 3 "
9. Meditação (pág. 137) . . . . 10 minutos
10. *Savásana* (pág. 168) . . . . 10 "

6.ª SEMANA

1. Respiração iogue completa, sentado (pág. 122) 7 vezes
2. Pranaiama N.º 3 (pág. 134) . . . . . . 2 "
3. Pranaiama N.º 4 (pág. 135) . . . . . . 2 "
4. *Sukh Purvak* (pág. 130) . . . . 3 "
5. *Ioga-Mudra* (pág. 139) . . . . 3 "

6.	*Mayurásana* (pág. 153)	2 vezes
7.	*Dhanurásana* (pág. 152)	2 "
8.	*Halásana* (pág. 164)	3 "
9.	*Meditação* (pág. 137)	10 minutos
10.	*Savásana* (pág. 168)	10 "

7.ª Semana

1.	Respiração iogue completa, sentado (pág. 122)	7 vezes
2.	Pranaiama N.º 5 (pág. 135)	3 "
3.	Pranaiama N.º 6 (pág. 135)	3 "
4.	*Ardha-Matsyendrásana*, 1.ª fase (pág. 140) .	3 "
5.	*Matsyásana* (pág. 142)	3 "
6.	*Mayurásana* (pág. 153)	3 "
7.	*Uddiyana-Bandha*, sentado (pág. 145) . . .	3 "
8.	*Viparita-Karani* (pág. 158)	3 "
9.	Meditação (pág. 138)	10 minutos
10.	*Savásana* (pág. 168)	10 "

8.ª Semana

1.	Respiração iogue completa, sentado (pág. 122)	7 vezes
2.	Pranaiama N.º 7 (pág. 136)	3 "
3.	Respiração para fortalecer os nervos (pág. 132)	2 "
4.	*Sukh Purvak* (pág. 130)	3 "
5.	*Nauli* ou *Trikonásana* (pág. 146)	3 "
6.	*Salabhásana* (pág. 150)	2 "
7.	*Sirshásana* (pág. 159)	3 "
8.	*Viparita-Karani* (pág. 158)	3 "
9.	Meditação (pág. 137)	10 minutos
10.	*Savásana* (pág. 168)	10 "

9.ª Semana

1.	Respiração iogue completa, sentado (pág. 122)	7 vezes
2.	*Kapalabhati* (pág. 129)	3 "
3.	*Kumbhaka*, 10-20 segs. de retenção (pág. 125)	2 "
4.	*Bhastrika* (pág. 130)	3 "
5.	*Ioga-Mudra* (pág. 139)	3 "
6.	*Bhujangásana* (pág. 148)	2 "

7. *Mayurásana* (pág. 153) . . . . 3 vezes
8. *Sirshásana* (pág. 159) . . . . 3 "
9. Meditação (pág. 137) . . . . 10 minutos
10. *Savasana* (pág. 168) . . . . 10 "

10.ª SEMANA

1. Respiração iogue completa, sentado (pág. 122) 7 vezes
2. *Ujjayi* (pág. 126) . . . . 3 "
3. Respiração "Ha", deitado (pág. 133) . . . 3 "
4. *Simhásana*, sentado (pág. 167) . . . . . 3 "
5. *Paschimotana* (pág. 143) . . . . 2 "
6. *Ardha-Bhujangásana* (pág. 150) . . . . . 2 "
7. *Ardha-Matsyendrásana*, 2.ª fase (pág. 140) . 2 "
8. *Sarvangásana* (pág. 154) . . . . 3 "
9. Meditação (pág. 137) . . . . 10 minutos
10. *Savásana* (pág. 168) . . . . 10 "

11.ª SEMANA

1. Respiração iogue completa, sentado (pág. 122) 7 vezes
2. *Ujjayi* (pág. 126) . . . . 3 "
3. Respiração "Ha", deitado (pág. 133) . . . 3 "
4. *Simhásana*, sentado (pág. 167) . . . . . 3 "
5. *Ardha-Salabhásana* (pág. 151) . . . . . . 3 "
6. *Uddiyana* ou *Nauli*, em pé (pág. 146) . . . 3 "
7. *Dhanurásana* (pág. 152) . . . . 2 "
8. *Halásana* (pág. 164) . . . . 3 "
9. Meditação (pág. 137) . . . . 10 minutos
10. *Savásana* (pág. 168) . . . . 10 "

12.ª SEMANA

1. Respiração iogue completa, sentado (pág. 122) 7 vezes
2. Pranaiama N.º 2 (pág. 134) . . . . . . 3 "
3. Pranaiama N.º 7 (pág. 136) . . . . . . 3 "
4. *Bhastrika* (pág. 130) . . . . 3 "
5. *Supta-Vajrásana* (pág. 139) . . . . . . 3 "
6. *Salabhásana* (pág. 150) . . . . 3 "
7. *Nauli* ou *Uddiyana* (pág. 146) . . . . . 3 "

8. *Sirshásana* (pág. 159) . . . . 3 vezes
9. Meditação (pág. 137) . . . . 10 minutos
10. Savásana (pág. 168) . . . . 10 "

13.ª SEMANA

1. Respiração iogue completa, sentado (pág. 122) 7 vezes
2. *Kumbhaka*, 10-20 segds. de retenção (pág. 125) 3 "
3. *Kapalabhati* (pág. 129) . . . . 3 "
4. Pranaiama N.º 6 (pág. 135) . . . . . . 3 "
5. *Ioga-Mudra* (pág. 139) . . . . 3 "
6. *Ardha-Bhujangásana*, 2.ª fase (pág. 150) . . 3 "
7. *Matsyásana* (pág. 142) . . . . 3 "
8. *Viparita-Karani* (pág. 158) . . . . . . 3 "
9. Meditação (pág. 137) . . . . 10 minutos
10. *Savásana* (pág. 168) . . . . 10 "

14.ª SEMANA

1. Respiração iogue completa, sentado (pág. 122) 7 vezes
2. *Bhastrika* (pág. 130) . . . . 3 "
3. Pranaiama N.º 4 (pág. 135) . . . . . . 2 "
4. *Ardha-Matsyendrásana*, 2.ª fase (pág. 140) . 2 "
5. *Trikonásana* (pág. 147) . . . . 3 "
6. *Paddahastásana* (pág. 144) . . . . . . 3 "
7. *Mayurásana* (pág. 153) . . . . 3 "
8. *Halásana* (pág. 164) . . . . 3 "
9. Meditação (pág. 137) . . . . 10 minutos
10. Savásana (pág. 168) . . . . 10 "

15.ª SEMANA

1. Respiração iogue completa, sentado (pág. 122) 7 vezes
2. Respiração "Ha", deitado (pág. 133) . . . 3 "
3. Pranaiama N.º 1 (pág. 133) . . . . . . 3 "
4. *Ioga-Mudra* (pág. 139) . . . . 3 "
5. *Vakrásana*, 2.ª fase (pág. 142) . . . . . 3 "
6. *Ardha-Salabhásana* (pág. 151) . . . . . 3 "
7. *Bhujangásana* (pág. 148) . . . . 4 "
8. *Sirshásana* (pág. 159) . . . . 3 "

9. Meditação (pág. 137) . . . . 10 minutos
10. *Savásana* (pág. 168) . . . . 10 "

16.ª Semana

1. Respiração iogue completa, sentado (pág. 122) 7 vezes
2. Respiração para fortalecer os nervos (pág. 132) 3 "
3. Pranaiama N.º 3 (pág. 135) . . . . . . 2 "
4. *Simhásana* (pág. 167) . . . . 3 "
5. *Sirshásana* (pág. 159) . . . . 3 "
6. *Uddiyana*, sentado (pág. 145) . . . . . . 3 "
7. *Dhanurásana* (pág. 152) . . . . 2 "
8. *Sarvangásana* (pág. 154) . . . . 3 "
9. Meditação (pág. 137) . . . . 10 minutos
10. *Savásana* (pág. 168) . . . . 10 "

17.ª Semana

1. Respiração iogue completa, sentado (pág. 122) 7 vezes
2. *Kapalabhati* (pág. 129) . . . . 3 "
3. Pranaiama N.º 7 (pág. 136) . . . . . . 3 "
4. *Bhastrika* (pág. 130) . . . . 2 "
5. *Mayurásana* (pág. 153) . . . . 2 "
6. *Dhanurásana* (pág. 152) . . . . 2 "
7. *Uddiyana*, em pé (pág. 145) . . . . . . 3 "
8. *Viparita-Karani* (pág. 158) . . . . . . 3 "
9. Meditação (pág. 137) . . . . 10 minutos
10. *Savásana* (pág. 168) . . . . 10 "

18.ª Semana

1. Respiração iogue completa, sentado (pág. 122) 7 vezes
2. *Kumbhaka*, 10-20 segds. de retenção (pág. 125) 2 "
3. *Bhastrika* (pág. 130) . . . . 3 "
4. *Sukh Purvak* (pág. 130) . . . . 2 "
5. *Ardha-Matsyendrásana*, 1.ª fase (pág. 140) . 2 "
6. *Trikonásana* (pág. 147) . . . . 3 "
7. *Paschimotana* (pág. 143) . . . . 3 "
8. *Halásana* (pág. 164) . . . . 3 "

9. Meditação (pág. 137) . . . . 10 minutos
10. Savásana (pág. 168) . . . . 10 "

19.ª Semana

1. Respiração iogue completa, sentado (pág. 122) 7 vezes
2. *Ujjayi* (pág. 126) . . . . 5 "
3. Pranaiama N.º 5 (pág. 135) . . . . . . 3 "
4. *Matsyásana* (pág. 142) . . . . 3 "
5. *Padahastásana* (pág. 144) . . . . 3 "
6. *Ardha-Matsyendrásana*, 2.ª fase (pág. 140) . 3 "
7. *Uddiyana-Bhanda*, sentado (pág. 145) . . . 3 "
8. *Sarvangásana* (pág. 154) . . . . 3 "
9. Meditação (pág. 137) . . . . 10 minutos
10. *Savásana* (pág. 168) . . . . 10 "

20.ª Semana

1. Respiração iogue completa, sentado (pág. 122) 7 vezes
2. Respiração "Ha", deitado (pág. 133) . . . 3 "
3. Pranaiama N.º 4 (pág. 135) . . . . . . 3 "
4. *Sirshásana* (pág. 159) . . . . 3 "
5. *Supta-Vajrásana* (pág. 139) . . . . . . 2 "
6. *Uddiyana-Bhanda*, sentado (pág. 145) . . . 2 "
7. *Dhanurásana* (pág. 152) . . . . 2 "
8. *Viparita-Karani* (pág. 158) . . . . . . 3 "
9. Meditação (pág. 137) . . . . 10 minutos
10. *Savásana* (pág. 168) . . . . 10 minutos

21.ª Semana

1. Respiração iogue completa, sentado (pág. 122) 7 vezes
2. *Bhastrika* (pág. 130) . . . . 3 "
3. *Kumbhaka*, 10-30 segds. de retenção (pág. 125) 3 "
4. *Pranaiama* N.º 4 (pág. 135) . . . . . . 2 "
5. *Ioga-Mudra* (pág. 139) . . . . 3 "
6. *Mayurásana* (pág. 153) . . . . 3 "
7. *Ardha-Matsyendrásana*, 2.ª fase (pág. 140) . 2 "
8. *Sirshásana* (pág. 159) . . . . 3 "

9. *Meditação* (pág. 137) . . . . 10 minutos
10. *Savásana* (pág. 168) . . . . 10 "

Como se pode ver pelas tabelas acima, cada série de exercícios dura um total de aproximadamente vinte e cinco a quarenta minutos. Depois de completar a série, ficam todos em liberdade de praticar o pranaíama e os ásanas que já tiverem aprendido e pelos quais sintam preferência. Não é aconselhável, entretanto, exercitar-se alguém mais de uma hora em cada sessão.

° °
°

Recomendo encarecidamente assim o pranaiama e os ásanas como o antigo sistema de exercícios físicos que combinam fé, força de vontade e imaginação, aos professores ocidentais de cultura física. Merece esta ciência venerável que se lhe dedique cuidadosa atenção, e seria utilíssimo proporcionar às crianças, desde os primeiros anos, os benefícios da Hatha Ioga. Isto criaria uma nova geração dotada de novas energia, autodisciplina e poderosa força de vontade; pois *somente quando está são é que se torna o corpo instrumento adaptável e obediente para a manifestação do EU.*

A LUZ DA IOGA

B. K. S. Iyengar

Baseado no clássico *Light on Yoga,* este livro descreve, de maneira simples mas minuciosa, as asanas (posturas) e os pranaiamas (exercícios para disciplina da respiração), além de trazer uma introdução pormenorizada sobre a Ioga em geral.

"Desde que foi publicado pela primeira vez" — afirma Yehudi Menuhin no prefácio — "o livro do sr. Iyengar permitiu que muitas pessoas imitassem o seu exemplo e se tornassem professores, dando seguimento ao seu trabalho. Na ocasião, fiquei contente por poder participar de sua apresentação. Agora, saúdo de modo igualmente entusiasmado esta nova edição concisa. Ela levará a arte básica da Ioga a um público muito maior e permitirá que muito mais gente a pratique em níveis mais elevados".

A palavra "ioga" significa, literalmente, "união", e é usada para designar a união ou harmonia do eu humano, inferior, com o Eu divino, superior, mediante a prática da meditação. Graças a essa união mística, o homem adquire completo domínio sobre o corpo e sobre a mente, libertando-se de todas as peias do mundo material e desenvolvendo certas maravilhosas faculdades psíquicas latentes, causa de estranhos fenômenos que, aos olhos dos que não os conhecem, podem parecer sobrenaturais.

A prática da Ioga induz a um sentimento básico de medida e de proporção. Trata-se de uma técnica adequada para prevenir males físicos e mentais, e para proteger o corpo como um todo, desenvolvendo um profundo senso de segurança e de autoconfiança.

EDITORA CULTRIX

MANTENHA-SE EM FORMA COM IOGA

Lyn Marshall

Este livro é uma continuação de Desperte para a Ioga, *livro já publicado pela Editora Cultrix. Em* MANTENHA-SE EM FORMA COM A IOGA, *Lyn Marshall prossegue apresentando, através de grande número de ilustrações fotográficas, como executar corretamente as posturas e movimentos essenciais do método simples por ela ideado para o ensino de Ioga, método que já beneficiou muitos milhares de pessoas que o aprenderam através de programas da BBC da Inglaterra. Por meio desse método, e gastando apenas alguns minutos por dia, qualquer pessoa — jovem ou idosa, gorda ou magra — poderá alcançar os enormes benefícios propiciados pela Hata Ioga aos seus praticantes. Como, por exemplo, aprender a relaxar-se adequadamente, livrar-se de problemas de coluna, eliminar a tensão mental, melhorar a silhueta, ganhar ou perder peso, revigorar todo o organismo, intensificar o poder de concentração, alcançar maior percepção sensual de si própria e de outras pessoas, melhorar a circulação e a respiração, livrar-se de males físicos (insônia, dor de cabeça, sinusite, asma), melhorar a postura e o equilíbrio corporal, ganhar nova vitalidade e juventude.*

EDITORA CULTRIX

O PODER DO PENSAMENTO PELA IOGA

Swami Sivananda

O valor deste pequeno grande livro salta aos olhos com a simples leitura de seu sumário. É uma obra de interesse permanente e de utilidade multifacetada para o cultivo e conhecimento do Eu, a aquisição de força de personalidade e sucesso na vida.

É um livro que instrui, ilumina a inteligência e dá forças à vontade humana para fazer o bem e atingir a grandeza. Estudantes, adultos, médicos, advogados, homens de negócios, aqueles que estão em busca da Verdade e os que amam a Deus, devem todos encontrar nas páginas desta publicação muitas diretivas específicas para o cultivo e o poder do pensamento e para levar uma vida positiva, dinâmica, rica, triunfante e feliz.

EDITORA PENSAMENTO